DE

LA · FIÈVRE

Typhoïde.

DE
LA FIÈVRE
Typhoïde,

PAR F. M. L. WATON,

DOCTEUR EN MÉDECINE,

EX—PROSECTEUR A LA FACULTÉ DE MÉDECINE DE MONTPELLIER,
ANCIEN INTERNE DES HOPITAUX DE LYON.

> Dans des instants où le moindre délai peut tirer à conséquence, l'homme instruit doit en profiter, et, par une prompte administration du quinquina, il doit arracher une victime au trépas, et donner à l'art un triomphe de plus.
>
> BAUMES. (DE L'USAGE DU QUINQUINA DANS LES FIÈVRES RÉMITTENTES, page 171)

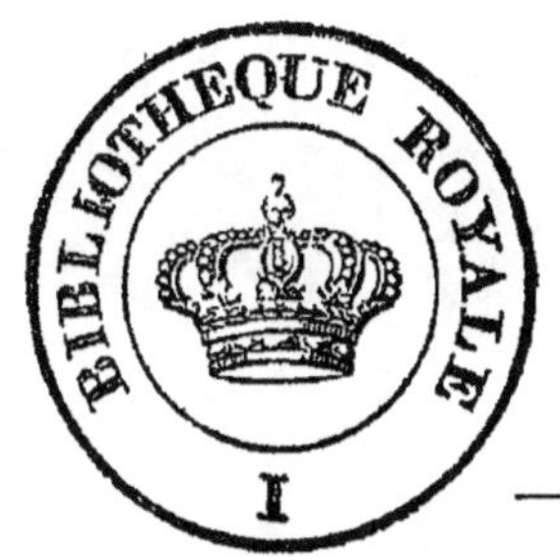

A PARIS,

J.-B. BAILLIÈRE, Libraire de l'Académie Royale de Médecine,
Rue de l'Ecole de Médecine, 17.

A MONTPELLIER,
CHEZ L. CASTEL ET SÉVALLE, GRAND'RUE.

A STRASBOURG,
CHEZ DERIVAUX, RUE DES HALLEBARDES.

1843

A M. LALLEMAND,

PROFESSEUR A LA FACULTÉ DE MÉDECINE DE MONTPELLIER.

C'est sous vos auspices que va être accueilli l'ouvrage que je publie. En m'ayant permis de vous l'offrir, il est bien doux pour moi de pouvoir vous témoigner ma vive reconnaissance pour les soins et les bontés que vous n'avez cessé de me prodiguer.

WATON.

AVERTISSEMENT.

Depuis long-temps cet ouvrage était terminé; l'impression en a été retárdée à cause d'une maladie longue et douloureuse que je viens d'essuyer. Des observations constatant l'efficacité du sulfate de quinine dans la fièvre typhoïde ont été transmises, dans le courant de l'année dernière, à l'Académie Royale de Médecine ; on en a recueilli un certain nombre dans les hôpitaux de la capitale ; de nouvelles éditions des ouvrages que j'avais consultés ont paru depuis, et certaines opinions, précédemment émises, ont été modifiées. J'eussé désiré profiter de ces récents travaux ; mais mon état maladif ne me permet point de refondre mon ouvrage ; d'ailleurs, j'ai hâte de l'imprimer, et, en le livrant au public médical, mes intentions sont de lui transmettre plutôt les résultats avantageux que j'ai retirés de la médication que j'ai employée, que de faire de l'érudition. Je le présente, sauf quelques légers changements, tel que je l'avais d'abord conçu. C'est un livre de bonne foi : heureux si les efforts que j'ai faits peuvent contribuer au bien de mes semblables ! Ce sera pour moi la plus douce des récompenses.

CHAPITRE PREMIER.

De la Fièvre typhoïde, bénigne, simple.

La médecine, vers la fin du dernier siècle, était en proie à des tiraillements funestes à l'humanité ; Pinel parut : la nosographie philosophique devint, pendant de longues années le livre de tous les médecins ; un homme doué d'une organisation peu commune, et dont la perte récente sera long-temps encore vivement sentie, détruit de fond en comble les théories de son prédécesseur : Broussais, d'un trait de plume renverse l'édifice médical construit depuis des siècles, et en rebâtit un sur les ruines de celui dont il vient de saper les fondements. L'entraînement est presque général ; les élèves embrassent avec frénésie la nouvelle doctrine ; des médecins instruits, des professeurs même abdiquent les anciens errements et se rangent avec enthousiasme sous la bannière du nouveau chef. Pourtant une faculté justement célèbre combat, non sans raison, les théories trop exclusives du nouveau réformateur. Les Baumes, les Lordat, font des efforts inouïs pour ramener les élèves aux principes de l'école ; à Paris, des professeurs non moins célèbres, en athlètes vigoureux, se lancent dans l'arène et cherchent à opposer une digue au torrent qui est près de tout envahir. Une polémique dont on n'a pas vu d'exemple s'établit dans les journaux de médecine ; enfin tout le monde médical est ému. De toute part on sent le besoin d'observer ; des jeunes gens se mettent à l'œuvre : M. Boisseau fait paraître son traité des fièvres, basé sur la nouvelle doctrine ; MM. Roche et Samson, leurs nouveaux éléments de pathologie ; M. Lallemand, son immortel traité des maladies de l'encéphale ; M. Bouillaud, sa clinique expérimentale ; M. Chauffard, d'Avignon, son traité des fièvres.

D'un autre côté, MM. Roustan et Cruveilher apportent leur tribut ; des observateurs non moins judicieux, tenant compte de l'excellent travail de MM. Petit et Serre, sur la fièvre entéro-mésentérique, cherchent à démontrer que certaines lésions que l'on trouve dans le tube intestinal ne peuvent être assimilées à ce que Broussais appelle gastrite, gastro-entéro-colite ; que l'éruption qui s'y remarque n'a pas le vrai caractère des inflammations ordinaires de la muqueuse intestinale. M. Andral, l'une des gloires de l'école de Paris, donne à cet effet son traité de l'exanthème intestinal , M. Bretonneau ses observations sur la dothinentérite, MM. Louis et Chomel leur traité sur la fièvre typhoïde. On revient peu à peu à des idées moins exclusives ; on compare mieux les faits ; on s'empare avec discernement, sans idée préconçue, de ce qui est bon ; on rejette ce que les faits démontrent être mauvais, et aujourd'hui tout le monde est d'accord que si Broussais a quelquefois dépassé les limites du vrai, il a, par une de ces organisations rares, débrouillé la médecine de ce fatras de théories et de formules plus absurdes les unes que les autres, a posé des principes dont quelques—uns seront éternels, et a, par ses nombreux et utiles travaux, transmis son nom à la postérité.

Je pense qu'à l'aide des nombreuses observations que j'ai recueillies, je pourrai peut-être établir que, dans son examen des doctrines médicales, Broussais n'a pas toujours eu tort lorsqu'il a seulement exercé sa critique amère sur les traitements divers employés dans la fièvre typhoïde ; mais aussi qu'il n'a pas toujours eu raison lorsqu'il a voulu rattacher cette affection à des gastrites et des gastro—entérites simples ; mais n'anticipons point, citons les faits, les explications viendront ensuite.

1re OBSERVATION.

Frissons, céphalalgie, langue recouverte d'un enduit blanchâtre, épais, liséré blanc sur les gencives, paroxismes tous les soirs, surdité, peau chaude, météorisme, saignée, sangsues, guérison le 18e jour.

Hypolite Lanchier, femme Guintrand, 28 ans, constitution forte , quoique légèrement lymphatique , bien réglée, n'ayant jamais été malade, fut prise, après des travaux fatiguants de campagne, le 25 août 1834, sur le soir, d'un frisson qui dura une heure, suivi de chaleur dans la nuit, avec fièvre, douleur sus-orbitaire très-forte.

26. Décubitus sur le dos, pommettes rouges, yeux larmoyants légèrement injectés, douleur sus-orbitaire violente, langue large; recouverte d'un enduit blanchâtre, épais, rouge sur les bords et à la pointe, liséré blanc sur les gencives, surdité presque complète survenue dans la nuit, peau mordicante, pouls développé, résistant à la pression, pulsations 80, ventre souple, point douloureux, selles nulles, soif, urine rouge et claire.

(*Tisane de ris, diète absolue.*)

27. Nuit agitée, point de sommeil , chaleur de la peau.

28. Journée calmé, augmentation le soir de la chaleur et de la fièvre, agitation dans la nuit, léger météorisme avec douleur sur le flanc droit.

(Saignée de 12 onces, cataplasmes de farine de lin sur l'abdomen , demi-lavements émollients matin et soir.)

Etat de mieux, deux selles liquides.

Exacerbations tous les soirs pendant huit jours et agitation dans la nuit, mais diminuant graduellement d'intensité.

La fièvre, la chaleur de la peau, la céphalalgie et la surdité persistent. *10 sangsues sous les apophyses mastoïdes* : mieux le lendemain, sueur abondante la nuit d'après.

La bouche se dépouille, appétence, bouillons légers, et la convalescence est établie le 18e jour.

2e OBSERVATION.

Frissons le soir, redoublements la nuit, céphalalgie, fièvre, tournoiements de tête, épistaxis, anoréxie, guérison le 32e jour.

M. Frédéric Sauve, greffier de la Justice de paix du canton de Vaison, tempérament lymphatico-nerveux, bien constitué, 32 ans, jouissant d'une bonne santé, arrive à Faucon suant, ne change pas de linge, et le soir de retour chez lui, il est saisi d'un frisson qui le force de s'aliter, chaleur très-forte dans la nuit, céphalalgie sus-orbitaire, sueur le matin.

Le lendemain 2 septembre 1839, figure abattue, yeux enfoncés, tournoiements, douleur sus-orbitaire très-forte, sans force aucune, peu de soif, langue recouverte d'un enduit blanchâtre, épais, tâches blanches disseminées sur les gencives, bourdonnement, pouls petit, pulsations 65.

3. Frissons dans les reins sur le soir, agitation dans la nuit, sueur abondante le matin , selles nulles, légères épistaxis, toux sèche et fréquente, poumons sains.

4. Apparition du frisson le soir, nuit agitée, sueur copieuse, léger météorisme, pouls plus résistant.

Des sangsues sont conseillées, le malade y répugne.

(Tisane de poulet, cataplasmes et lavements émollients.)

5. Le frisson s'est encore montré le soir à huit heures, à neuf, oppression sur la région épigastrique, nuit très-agitée, sueur copieuse, nouvelles épistaxis.

Les jours suivants : idées obscures, aucun travail intellectuel n'est possible , légère surdité , météorisme plus prononcé, douleur à l'hypogastre, peau chaude et sèche, exacerbation tous les soirs, nuits agitées, selles liquides.

Je propose du *sulfate de quinine*; répugnance invincible pour toute médication.

Cet état persiste pendant 24 jours sans s'aggraver. Le 25e il y a du mieux après une sueur excessivement copieuse dans la nuit; les urines, claires jusqu'alors, deviennent briquetées, la bouche se nettoie et la convalescence s'établit le 32e jour.

3e OBSERVATION.

Symptômes de fièvre inflammatoire, épistaxis, saignées, sangsues, guérison.

Faraud, du Crestet, 21 ans, tempérament sanguin, cultivateur, éprouva le 30 août 1835, après des fatigues de campagne, un malaise général pendant trois jours, lassitudes dans les membres, bouche amère, perte de l'appetit.

Le 3 juin au soir, on lui donne une forte décoction de coquelicot; du vin chaud et on l'accable de couvertures pour le faire suér, dans la nuit, fièvre très-forte, céphalalgie intense. Appelé le 24 juin, je trouve le malade dans l'état suivant : face animée, rouge, yeux étincelants, douleur sus-orbitaire vive, langue blanche, lisère blanc sur les gencives, soif intense, peau brûlante, sèche, pouls 120 très-développé, ventre souple, point douloureux.

(Saignée de 20 onces, tisane de ris, diète absolue.)

5 Juin. Aux-mêmes symptômes se joint une douleur sur l'hypocondre droit, léger météorisme ; selles nulles, pouls résistant, nouvelle saignée d'une livre.

6. Ventre toujours météorisé, légèrement douloureux à la pression, pouls 100, moins développé, légère épistaxis.

(30 sangsues à l'anus, frictions avec du beaume tranquille sur l'abdomen, fomentations adoucissantes, lavements émollients matin et soir, tisane de poulet.)

Un peu d'agitation toutes les nuits, les journées se passent assez bien, chaque jour amène un peu de mieux, et une bonne convalescence s'établit le 18.

4e OBSERVATION.

Douleurs abdominales vives, surdité, pétéchies sur l'abdomen, météorisme, diarrhée, redoublements quotidiens, sangsues.

François Tussac, de Vaison, 33 ans, cardeur en laine, tempérament nerveux, ayant éprouvé de la fatigue pendant les vers-à-soie, ressent, le 15 juin 1841, un malaise général, bouche pâteuse, céphalalgie, envie de vomir ; il continue de prendre quelques aliments, et trois jours après des coliques excessivement violentes se déclarent ; je le trouve se tordant dans son lit, muscles droits abdominaux tendus, ventre extrêmement douloureux à la pression, figure exprimant la souffrance et l'abattement, langue blanche, plaques blanches répandues çà et là sur les gencives, bouche sèche, soif nulle, peau naturelle, pouls concentré peu fort.

(40 sangsues à l'anus, frictions sur l'abdomen avec un liniment opiacé, lavements calmants, potion opiacée, tisane de poulet, diète absolue.)

Douleurs moins fortes quatre heures après.

20 juin au matin. Douleur sus-orbitaire, légère surdité, bouche sèche, soif, muscles droits toujours tendus, pétéchies sur l'abdomen.

21. Point de sommeil la nuit.

22. Quelques selles bilieuses emmenées par des lavements, frisson le soir, sueur dans la nuit, mieux le matin.

24. La bouche commence à se dépouiller, le ventre n'est plus douloureux ni tendu, une soupe au ris est prise contre mon avis ; deux heures après son ingestion, réapparition des coliques et de la fièvre, la langue re-

prend son enduit premier. (20 *sangsues à l'anus, lavements et fomentations.*) Mieux le lendemain, mais abattement, pouls sans fièvre se laissant facilement déprimer.

Météorisme pendant 20 jours, augmentation de la fièvre le soir, diarrhée ; chaque fois que le malade prend un peu de bouillon il se sent fatigué, diète rigoureuse, tisane, lavements, fomentations, et le 16 juillet, l'enduit de la langue et des gencives se détache par petits fragments, le météorisme cesse, et une bonne convalescence s'établit.

5e OBSERVATION.

Céphalalgie, stupeur, anorexie, plaques blanches à la voûte palatine, météorisme, gargouillement, exacerbation le soir, agitation la nuit, sangsues, sulfate de quinine, guérison.

Joseph Peyre, granger à Vaison, cultivateur, 29 ans, petit de taille, mais parfaitement musclé, jouissant d'une bonne santé, éprouve, le 8 septembre 1834, après des travaux de campagne fatiguants, un malaise général, lassitudes dans les membres, céphalalgie, bouche mauvaise, stupeur. Son médecin ordinaire, après une diète de quelques jours, administre 2 onces de sel de glauber.

Le lendemain, météorisme, douleur sur la région cœ—

cale ; appellé le 20 septembre, je trouvai le malade dans l'état suivant : figure légèrement pâle, céphalalgie, lèvres rouges et sèches, langue blanche, liséré blanc sur les gencives ; quelques plaques blanches à la voûte palatine ; pétéchies sur les membres, toux sèche sans lésion pulmonaire, météorisme , gargouillement par la pression sur le flanc droit avec légère douleur, selles nulles depuis l'administration du purgatif qui a légèrement évacué, peau sèche et chaude, pouls peu développé, 80, légères exacerbations le soir, nuits agitées.

(30 sangsues à l'anus, tisane de poulet, fomentations émollientes sur le ventre, lavements adoucissants, diète.)

. Amélioration légère, mais fatigue commençant tous les soirs à neuf heures, et se continuant fort avant dans la nuit, sueur le matin, mieux dans la journée.

26. *Un vésicatoire à chaque bras.*

27. *16 grains de sulfate de quinine sur les plaies des vésicatoires, frictions sur les membres avec* 20 *grains.*

La nuit est moins fatiguante , la journée est assez bonne, même prescription le 28.

Cessation des exacerbations, sommeil tranquille.

. Les traits du malade qui exprimaient avant l'administration du sulfate de quinine un malaise difficile à définir, deviennent satisfaisants ; cependant, il existe toujours un

peu de météorisme, diarrhée, disparition des pétéchies.
Le météorisme diminue peu à peu, sueur sans époque fixe ; une pellicule grisâtre, d'une ligne d'épaisseur, se détache le 10 octobre des plaies des vésicatoires ; des bourgeons charnus, rouges, douloureux, se remarquent à la chute de cette espèce d'escharre, et vers le milieu de chaque plaie se trouve une ulcération profonde de deux lignes, à bords irréguliers, à fond grisâtre ; la douleur de ces plaies est tellement vive quelle ne peut être calmée que par du cérat opiacé et des cataplasmes émollients ; la cicatrisation n'est complète qu'en fin octobre.

La convalescence ne s'établit que dans les premiers jours de décembre.

6e OBSERVATION.

Symptômes de fièvre inflammatoire, redoublement le soir, saignées abondantes, sulfate de quinine. Guérison.

Simon Pierre, de S. Marcelin, cultivateur, 19 ans, tempérament sanguin, bien portant, éprouve, le 18 mars 1836, après s'être placé dans un endroit humide, étant en sueur, un frisson auquel succède dans la nuit une chaleur forte sans sueur ; pendant deux jours décoction de coquelicot et de sureau, la peau reste sèche et brûlante.

Le 21 mai au matin, je le trouve couché sur le dos, figure écarlate , conjonctives injectées, céphalalgie sus-orbitaire, lèvres rouges , langue blanchâtre au milieu, rouge à la pointe et sur les bords, liséré blanc sur les gencives, soif vive, toux sèche, fréquente, bruit respira-toire naturel, battements tumultueux du cœur, léger météorisme, douleur peu sensible en pressant l'hypogas-tre, selles nulles, peau brûlante, pouls 110, rebondissant sous les doigts.

(Saignée de 24 onces, tisane de ris, fomentations ab-dominales, lavements émollients.)

22. Même état; *saignée d'une livre.*

23. Hier sur les huit heures du soir, léger frisson dans les reins, nuit très-agitée, le matin sueur abondante sui-vie d'une épistaxis considérable.

24. Le frisson a manqué mais il y eu de l'agitation dans la nuit, douleurs abdominales assez fortes, pouls toujours fréquent et élevé.

(Saignée de 12 onces.)

25. La nuit a été encore agitée; même état que la veille.

*(Un vésicatoire à chaque bras, frictions avec 30 grains
de sulfate de quinine.)*

26. Nuit plus agitée que la précédente.

*(16 grains de sulfate de quinine sur les plaies des vé-
sicatoires ; frictions avec 20 grains sous les aisselles et
sur le trajet de la colonne vertébrale.)*

27. Nuit calme, sueur le matin, facies plus gai.

*(16 nouveaux grains de quinine sur les plaies des vé-
sicatoires, fomentations abdominales, lavements émollients.)*

28. Mieux bien prononcé, sueur dans la nuit, six selles liquides, plus de météorisme, pouls à son état normal,
bouche humide, peu de soif.

30. La langue et les gencives sont entièrement dépouil-
lées ; appétence, bouillons d'agneau matin et soir, alimens
plus nourrissants les jours suivants, et le 10 juin le malade
peut se livrer à quelques légers travaux, quoique les plaies
des vésicatoires ne soient pas entièrement cicatrisées.

7e OBSERVATION.

Symptômes de fièvre bilieuse , redoublement le soir, agitation la nuit, sangsues, sulfate de quinine en lavements, gue-
rison.

Joseph Clari, au Crestet, cultivateur, 42 ans, bilieux,
rentre chez lui étant en sueur, le 10 septembre 1839, et
le soir il a froid. Le lendemain céphalalgie, bouche mauvaise, anorexie, envies de vomir, légers redoublements
le soir s'annonçant par de vives douleurs dans les articulations.

Cet état se continue jusqu'au 18, époque à laquelle je
suis appelé.

Abattement, figure pâle, conjontives un peu jaunes ;
yeux mornes, lèvres légèrement rouges, langue recouverte d'un enduit jaunâtre, rouge sur les bords et à sa
pointe ; plaques de même couleur sur les gencives, bouche sèche, soif, quelques envies de vomir ; céphalalgie
sus-orbitaire, ventre naturel, épigastre douloureux à la
pression, une selle bilieuse fétide toutes les 24 heures,
peau brûlante, sèche, pouls 80, peu développé.

(Tisane de ris, diète absolue.)

20 au matin : redoublement le soir annoncé par des

douleurs articulaires, nuit agitée, léger météorisme, douleur sur le flanc gauche à la pression.

(*20 sangsues à l'anus, 10 grains de quinine en lavement.*)

21. Diminution du redoublement, sueur abondante dans la nuit, calme le matin.

(*10 nouveaux grains de quinine pris de la même manière.*)

Les redoublements ne reparaissent plus, le mieux se continue, et Clari peut le 27 prendre un peu de bouillon, sans être fatigué, Il est complètement remis dans les premiers jours d'octobre.

8e OBSERVATION.

Faiblesses après épuisements vénériens, et fatigues, redoublements s'annonçant par une syncope, sulfate de quinine, guérison.

Ferdinand, courtier en garance, nouvellement établi à Vaison, 36 ans, tempérament peu décidé, ayant beaucoup fatigué pendant les grandes chaleurs, marié depuis peu à une femme jeune et vigoureuse, est pris, le 9 septembre 1841, après quelques jours de malaise, d'une syncôpe étant assis devant sa porte à prendre le frais, on le couche de suite et je suis appelé : figure pâle, pouls petit, concentré, point fréquent, extrémités inférieures froides, malaise indéfinissable, disant qu'il se sentait mourir, qu'il ne passerait pas la nuit.

On le réchauffe ; thé et tilleul ; la chaleur reparaît et le malade se trouve moins mal.

10. Nuit sans sommeil, malaise, pâleur des traits, céphalalgie, bouche pâteuse, langue et gencives recouvertes d'un enduit blanchâtre, épais, inappétence, soif légère, douleur dans le ventre sans météorisme, pouls petit, pulsations 65.

(*Tisane de ris, diète absolue, frictions abdominales avec du baume tranquille, cataplasmes.*)

A huit heures du soir, nouvelle syncope, nuit agitée sans sommeil.

11 au matin, abattement, tintements d'oreille, yeux languissants, le malade est sans force ; un peu mieux dans la journée, syncope le soir, météorisme, douleurs abdominales, le malade est tellement abattu que je n'ose avoir recours aux émissions sanguines ; nouvelle agitation dans la nuit.

12 au matin, abbattement plus grand, Ferdinand peut à peine soulever sa tête.

(20 grains de sulfato de quinine, par prises de 4 grains d'heure en heure.

Point de syncope le soir, nuit moins agitée.

13 au matin, figure moins abattue, œil assez vif, 12 *grains de quinine* , cessation des redoublements.

(Continuation des cataplasmes abdominaux, 1/2 lavement matin et soir, tisane de poulet.)

14. Le météorisme a diminué.

15 Deux selles liquides dans la nuit, urines briquettées, même état jusqu'au 25, les lavements emmènent une matière semblable à de la graisse, à des débris de membrane muqueuse ; le malade ne peut rester levé, la tête lui tourne, le bouillon bien léger ne peut être digéré.

29. L'enduit de la langue et des gencives s'enlève par plaques.

30. Le bouillon est supporté, coliques assez fréquentes, diarrhée peu abondante , mais continuelle ; et ce n'est que vers la fin de novembre que le rétablissement a lieu.

9ᵉ OBSERVATION.

Pétéchies, stupeur, symptômes de fièvre bilieuse, exacerbations le soir, diète, tisanes émollientes, guérison.

Arnaud, marchand tailleur à Vaison, chagrin profond, 27 ans, marié, ayant toujours joui d'une bonne santé, fut pris, le 13 octobre 1834, sur le soir, d'un frisson suivi de chaleur dans la nuit. Le frisson apparut tous les soirs jusqu'au 16, époque à laquelle je vis le malade. Stupeur remarquable, yeux abattus, céphalalgie, bouche mauvaise , enduit jaunâtre de la langue et des gencives, peau brûlante, pouls développé à 75, épigastre douloureux, ventre souple, selles nulles , pétéchies sur l'abdomen.

(Tisane d'orge, diète absolue.)

Pendant huit jours le frisson se montre à des heures à-peu-près fixes, mais il est moindre chaque soir, mieux le jour que la nuit, peu de sommeil, langue rouge sur les bords et à la pointe.

(Tisane de poulet, lavement matin et soir).

26. Selles copieuses, bilieuses, fétides, sueur dans la nuit.

27. Mieux, ventre souple, dépouillement de la bouche, et la convalescence s'établit.

10ᵉ OBSERVATION.

Symptômes de fièvre muqueuse au début, de fièvre inflammatoire ensuite, accès insidieux, émissions sanguines, sulfate de quinine, guérison.

Armand, de Vaison, cultivateur, d'une forte complexion, 33 ans, peau blanche, avait eu, il y a six ans, des attaques simulant l'épilepsie, qui disparurent complètement par des saignées et un vésicatoire à la nuque long-temps entretenu ; depuis, il n'avait plus été malade, lorsque, le 20 novembre 1839, aprés huit jours de malaise attribués à une transpiration subitement arrêtée par l'impression du froid, ne s'étant point sévré d'aliments, fut pris, sur les dix heures du soir, de fortes coliques. Appelé de suite, je trouvai le malade couché sur le dos, figure pâle, traits crispés, œil morne, abattu ; langue blanche, épaisse, plaques blanches disséminées çà et là sur les gencives, bouche sèche, peu de soif, ventre contracté point douloureux à la pression, quoique le malade y ressente des douleurs intolérables ; selles nulles, peau naturelle, pouls à l'état normal.

(30 sangsues à l'anus, potion calmante, lavements avec une décoction de mauve et de tête de pavots, frictions sur le ventre avec huile de camomille, cataplasmes après les frictions.)

21 au matin, coliques moindres, mais céphalalgie sus-orbitaire, figure rouge, conjonctives injectées, bouche sèche, soif, peau brûlante, pouls 80 résistant à la pression.

(Saignée d'une livre, couenne inflammatoire.)

Tous les autres moyens sont continués. Les coliques existent, mais à un moindre degré.

(20 sangsues à l'anus, ut suprà.)

22. Deux selles dans la nuit ont soulagé, presque plus de coliques, figure moins rouge, diminution de la céphalalgie, mais abattement, surdité, pétéchies sur l'abdomen, lavements, cataplasmes et mêmes frictions.

A dix heures du soir, la figure devient pâle tout-à-coup, le malade est comme anéanti, on le chauffe bien, il sort de cet état dix minutes après, la nuit est agitée, sueur le matin, pouls 70.

23. Journée assez bonne, mais à dix heures du soir même état que la veille, agitation et malaise dans la nuit, sueur le matin.

(24. Un vésicatoire à chaque bras, 40 grains de sul-
fate de quinine en frictons sur les membres.)

A dix herues du soir, les symptômes observés précédemment à la même heure manquent, mais ils apparaissent à minuit; le restant de la nuit est agitée, sans délire
pourtant, sueur le matin.

25. Stupeur dans les traits, la surdité a augmenté, le
malade est sans force.

(16 grains de sulfate de quinine sur les plaies des vé-
sicatoires, frictions avec 20 grains sur la colonne ver-
tébrale.)

Mieux à l'entrée de la nuit qui se continue.

26. La figure du malade est rassurante, les traits sont
épanouis, il y a un mieux bien marqué, pourtant les plaies
des vésicatoires sont encore saupoudrées avec 20 grains
de sulfate de quinine; les redoublements ne reviennent
plus.

27. Toujours léger mouvement fébrile, ventre point
douloureux, mais un peu balonné, peau chaude, bouche
toujours sèche, faiblesse.

(La tisane de poulet et les lavements sont continués,
diète absolue.)

La fièvre et le météorisme diminuent peu à peu. Le

5 décembre, l'enduit des gencives et de la langue disparaît, la bouche devient humide; on donne du bouillon d'abord, quelques légères soupes après, et Armand se trouve assez bien le 12 décembre, époque à laquelle je cesse mes visites.

Les dix observations que l'on vient de lire quoique présentant des symptômes divers, n'offrent pourtant que des nuances d'une seule et même maladie, la fièvre typhoïde. Pour ceux qui ont bien vu cette affection, qui ont eu l'occasion de traiter un grand nombre de malades, d'observer sur une grande échelle, j'ose le dire avec une conviction profonde, cette maladie ne peut être confondue avec nulle autre; elle a un type, une physionomie, un cachet tel, que, si l'observateur exercé ne peut toujours la reconnaître au début, elle ne lui échappe point après quelques jours de marche.

Les 3e et 6e observations nous présentent d'abord la forme de la fièvre que l'école de Pinel à désignée sous le nom de fièvre angioténique; malaise général, lassitudes dans les membres, céphalalgie très-intense, joues très-rouges, animées, yeux étincellants, soif, peau brûlante, pouls développé, etc.

Mais à ces symptômes inflammatoires il s'en joint d'autres qui indiquent le vrai caractère de l'affection : celui qui n'a jamais manqué, c'est l'existence d'une matière blanche, comme caséeuse, répandue sur les gencives, tantôt en forme de liséré, tantôt par plaques, s'enlevant avec les doigts et se reproduisant peu de temps après ; les autres symptômes furent : douleur sur l'hypocondre droit, météorisme, épistaxis, tâches typhoïdes sur le thorax, redoublements le soir et agitation la nuit. A mon arrivée chez Faraud, je pratiquai une saignée de 20 onces; tisane de ris, diète absolue. Le 5, les douleurs furent les mêmes, et il y eut, de plus, douleur sur l'hypocondre droit, météorisme.

Le pouls étant toujours résistant, je ne balançai pas de faire une nouvelle saignée d'une livre, après laquelle le pouls diminue en fréquence et en force. Le ventre étant toujours météorisé le 6, et un peu douloureux à la pression, l'état du pouls et les autres symptômes indiquant d'ailleurs encore de la pléthore, je fis placer 30 sangsues à l'anus, malgré des signes évidents survenus de la veille et qui ne laissaient plus aucun doute de l'existence typhoïde. La diète, les lavements, les fomentations et la tisane de poulet furent continués; les redoublements peu violents cessèrent, l'enduit de la langue et des gencives disparut, la convalescence s'établit et la santé ne se fit pas attendre.

Ce traitement se rapproche beaucoup de celui de M. Bouillaud, qu'il préconise sous le nom de méthode de saignées coup sur coup. Lorsque j'ai affaire à des individus forts, robustes, porteurs des symptômes que j'ai exposés, j'emploie cette méthode qui, presque constamment, a suffi seule pour obtenir un prompt rétablissement.

Mais, dans ces cas mêmes, les émissions sanguines ainsi pratiquées ne suffisent pas toujours à la guérison; l'observation 6e va nous en fournir un exemple.

Le 21 mai, saignée à Simon de 24 onces.

22. Point d'amélioration, saignée d'une livre.

23. A huit heures du soir frisson, nuit agitée, sueur très-abondante le matin, épistaxis considérable.

24. Le frisson manque, mais nuit agitée, douleurs abdominales, peau chaude, pouls fort et fréquent, saignée de 12 onces.

25. Sulfate de quinine par la méthode endermique, nuit suivante plus agitée ; mais, convaincu par l'expérience que les émissions sanguines plus long-temps continuées ne feraient point disparaître les redoublements, et que c'étaient à eux qu'étaient dus la persistance des symptômes, je saupoudre les plaies des vésicatoires avec 16 grains de sulfate de quiquine, et je fais faire de nouvelles frictions avec 20 grains de la même substance.

Les plaies sont saupoudrées de nouveau et le lendemain tout rentre dans l'ordre.

Les partisans des saignées répétées diront peut-être que si du sang eût encore été tiré, la maladie aurait tout aussi bien cédé qu'elle le fit par l'usage du sulfate de quinine ; ce n'est pas ici le lieu de discuter cette assertion, pour le moment constatons le fait, et plus tard, appuyé d'autres faits, je démontrerai d'une manière irrécusable que les émissions sanguines, pratiquées à propos dans l'affection typhoïde, sont d'un très-grand secours ; que seules elles terminent quelquefois la maladie, que poussées trop loin dans certains cas, elles sont funestes et qu'enfin, alors même qu'on doit y recourir, il est utile, souvent urgent, d'employer, quand les redoublements ne cèdent point, le sulfate de quinine.

La femme Guintrand, qui fait le sujet de la première observation, quoique présentant des signes de pléthore moins tranchés que Faraud et Simon, s'est bien trouvée d'une émission sanguine par la lancette. La maladie s'annonçait avec des signes inflammatoires et des signes typhoïdes, tels que surdité la première nuit, météorisme, redoublements ; la méthode antiphlogistique seule amena bien vite une bonne convalescence.

Dans ce chapitre je n'ai voulu citer aucun des nombreux faits typhoïdes, que j'ai vu se terminer heureusement en peu de jours, la crainte qu'on eût pu les assimiler à d'autres maladies, quoiqu'ils portassent réellement le cachet de cette affection, me les a fait passer sous silence. Je n'ai voulu mentionner que les faits qui ne pouvaient laisser aucun doute dans les esprits. Eh bien! dans les cas nombreux que j'ai supprimés et que je mets hors ligne avec les 118 observations typhoïdes que j'ai soigneusement recueillies, je n'ai jamais administré ni vomitif, ni purgatif; la maladie a toujours cédé à une diète absolue, à de simples tisanes, à des cataplasmes abdominaux et à des lavements émollients.

Dans des circonstances où l'affection s'annonçait même avec des symptômes plus tranchés, je ne me pressai pas de recourir à une médication active : l'observation neuvième nous en fournit un exemple.

Malgré la stupeur, l'abattement, les pétéchies, le météorisme et le frisson qui se répétaient chaque soir, je ne prescrivis à Arnaud que de la tisane, quelques demi-lavements, et le 17e jour il fut entièrement rétabli.

L'exemple deuxième montre jusqu'à quel point la nature seule peut encore triompher.

M. Sauve va à Faucon; il est pris le soir même, en arrivant chez lui, d'un frisson, chaleur dans la nuit, céphalalgie, abattement; le lendemain, yeux caves, vertiges, idées obscures, sueur la nuit, épistaxis, redoublements, selles liquides, oppression sur l'estomac, cependant sans autre médication qu'une tisane de poulet, diète absolue, la convalescence s'établit le trente-deuxième jour.

Si nous ouvrons les livres de la plupart des auteurs qui ont traité des fièvres, nous verrons que c'est aux maladies qui ont présenté le caractère de cette observation, que l'on a donné les noms de fièvre pituiteuse, muqueuse, adenoméningée; il n'a manqué à ce fait, pour être en tout conforme à la plupart de ceux cités par Rœderer et Wagler, que quelques symptômes graves que nous rencontrerons dans ceux que je me propose de citer dans les chapitres suivants; il m'importait pour le moment de bien constater que l'affection typhoïde revêt quelquefois la forme de ce que l'on a improprement appelé fièvre muqueuse. Nous avons vu à la discussion des deux premières observations que j'aurais pu multiplier, quelle se présente aussi sous la forme inflammatoire; nous verrons par la suite qu'elle prend également la tournure ataxique, adynamique, ataxo-adynamique, et nous constaterons alors que, quelle que soit la forme qu'elle revête, elle est au fond toujours la même, et que les distinctions établies par les auteurs ne reposent sur aucun fondement solide. Mais revenons aux faits précédents. Je disais que dans son état de simplicité, l'affection typhoïde cède aux tisanes adoucissantes, à la diète et aux lavements, que

moins bénigne, elle disparaît quelquefois sans autre médication, ainsi que nous l'avons vu dans les 2e et 9e observations; je dirai pourtant que dans des cas semblables
à celui de M. Sauve, il faut agir. Je pense que si des sangsues eussent été posées à l'anus et que du sulfate de quinine eût été pris, le rétablissement ne se fut pas fait attendre si long-temps. La 7e observation pourra nous
confirmer dans mes prévisions.

Clari éprouva, le 10 septembre au soir, quelques frissons, céphalalgie le lendemain, bouche mauvaise, pâteuse, anorexie, redoublement le soir, cet état sans s'aggraver se continue jusqu'au 18, dès cette époque : yeux
mornes, bouche sèche, soif, envies de vomir, selles bilieuses, météorisme, douleur sur le flanc gauche. *Vingt
sangsues, sulfate de quinine*, et le rétablissement a lieu
dans les premiers jours d'octobre.

Ici, comme dans l'observation 2e, quelques symptômes
indiquaient que l'organisme était menacé d'une manière grave, il fallait donc agir : la première indication à
remplir consistait en des émissions sanguines pour combattre l'irritation intestinale, venait ensuite le sulfate de
quinine pour arrêter les redoublements.

Clari se soumit à cette médication et la guérison ne se
fit pas attendre. Sauve s'y refusa et la convalescence ne
s'établit que le 32e jour.

Si je conclus ici sur l'efficacité de tel ou tel mode de traitement, ce n'est que pour fixer davantage le lecteur sur ce qui a été fait ; pour le fixer encore plus sur ce qui sera dit par la suite, et pour le rémémorer, lorsque je m'occuperai d'une manière générale, de ce que je crois le mieux convenir pour combattre l'affection typhoïde, sous quelque forme qu'elle puisse se montrer.

Dans les faits que je viens de parcourir, je n'ai point vu de ces invasions comme celles que j'ai rapportées aux 4e, 8e et 10e observations ; prêtons un moment d'attention à ces faits :

Tussac, éprouvant un malaise général, continue de manger, des coliques atroces se déclarent, les muscles droits abdominaux sont fortement tendus, ventre très-douloureux à la pression, figure exprimant la souffrance et l'abattement.

Mieux après l'application de quarante sangsues à l'anus et de calmants administrés sous toutes les formes ; symptômes typhoïdes le lendemain, réapparition des coliques après l'ingestion de nouveaux aliments, vingt sangsues calment de nouveau ; mais chaque fois que le malade veut, contre mon avis, prendre quelques aliments bien légers qu'ils soient, il se sent plus fatigué. Ce n'est que par une diète absolue qu'il voit disparaître cet état pénible qui le minait depuis un mois.

On voit encore ici le traitement anti-phlogistique calmer, comme par enchantement et à deux reprises différentes, les douleurs intolérables de l'abdomen ; les opiacés furent également d'un très grand secours.

Lorsque, comme dans ce cas, des symptômes nerveux se
manifestent, j'ai retiré les plus grands avantages des calmants convenablement administrés.

Les coliques se sont montrées trois jours après l'invasion de la maladie, alors que Tussac continuait, malgré
son état de malaise, de prendre des aliments, elles disparaissent, mais elles reviennent de nouveau par l'alimentation. N'est-il pas évident que si, dès les premiers
moments, ce malade eût gardé une diète absolue, il n'aurait pas autant éprouvé de douleurs et aurait plus tôt vu
se terminer une maladie qui le fit beaucoup souffrir,
donna de vives inquiétudes à sa famille, et l'empêcha,
pendant près de trois mois, de se livrer à des occupations pressantes ?

La 10ᵉ observation a beaucoup d'analogie avec celle-
ci ; examinons ce qu'elle présente d'intéressant.

Armand, quoique ressentant du malaise depuis huit
jours, ne se prive point d'aliments. Il éprouva, le 29, sur
le soir, des coliques aussi fortes que celles qui tourmentaient Tussac ; figure pâle, œil morne, abattement, ventre contracté, peau naturelle, pouls à l'état normal. 30

sangsues et des calmants produisent un mieux bien notable. Le lendemain, figure rouge, céphalalgie sus-orbitaire, conjonctives injectées, peau mordicante, pouls développé.

(*Saignée d'une livre, couenne inflammatoire*); soulagement.

Coliques moindres, météorisme, 20 sangsues; redoublements inquiétants, cédant au sulfate de quinine introduit par la peau.

Cette maladie présente en peu de temps des formes bien différentes; fièvre muqueuse au début, accompagnée de phénomènes nerveux-abdominaux, fièvre inflammatoire ensuite, et si les redoublements n'eussent pas été arrêtés, probablement l'ataxie et l'adynamie se fussent mêlés de la partie. En suivant attentivement la filiation des symptômes qu'a offert cette maladie et leur ordre physiologique, qui peut méconnaître que ce ne sont que des nuances d'une seule et même affection? Légère irritation intestinale s'agravant par l'alimentation; système nerveux abdominal participant à l'affection, alors, concentration de la vitalité dans ces parties, une saignée locale abondante fait cesser l'éréthisme, réaction vers la périphérie, amendée par les saignées générales.

Vingt sangsues achèvent de détruire la fluxion des intestins, et le sulfate de quinine jugule les accès insidieux. En tenant ainsi compte des diverses modifications qui s'opèrent, on peut facilement se rendre raison des changements survenus pendant le cours d'une maladie, et certes on n'a pas besoin de créer autant d'espèces de fièvres qu'il y a d'espèces de symptômes.

L'observation 8e a beaucoup d'analogie avec celle que nous venons de parcourir, sous le rapport de l'invasion et des redoublements et sous celui de quelques autres symptômes.

Ferdinand, à la suite de grandes fatigues et probablement d'épuisement d'une autre nature, tombe en syncope après quelques jours de malaise ; figure pâle, abattement profond, météorisme, et après un troisième redoublement, affaissement tellement grand, que je me hâte d'administrer le sulfate de quinine ; cessation des redoublements, mais persistance du météorisme et difficulté très-grande de recouvrer la santé.

Ce malade s'est trouvé, suivant moi, à peu près dans les mêmes conditions où se trouvent la plupart de ceux qui entrent dans les hôpitaux, épuisés par des fatigues, une mauvaise alimentation, des souffrances de plus d'un genre. Assez souvent lorsqu'ils se présentent à la clinique, ils ont été déjà vomiturisés, purgés, ou se sont gorgés de substances échauffantes, la maladie se trouve alors dénaturée, les redoublements se sont confondus, et c'est bien dans ces cas que l'on voit survenir ces symptômes ataxiques et adynamiques, fréquents avant-coureurs d'une fin prochaine.

Le météorisme, les douleurs abdominales et la diarrhée, qui persistèrent pendant long-temps chez ce malade, reconnaissent évidemment pour cause l'altération si fréquente dans la fièvre typhoïde, des follicules isolés et agminés, répandus en si grand nombre dans le canal intestinal, peut-être même, à des ulcérations de ce canal.

Je pense également que l'altération de ces follicules a été profonde chez les sujets des 2e, 4e et 5e observations, chez lesquels la diarrhée, le météorisme ont assez long-temps persistés.

Je ne terminerai point sans dire un mot des plaies des vésicatoires.

Elles furent saupoudrées avec du sulfate de quinine, et la suppuration ne s'établit que le douzième jour ; la pellicule qui se détacha à cette époque, laissa voir des bourgeons charnus de bonne nature, au milieu desquels se laissait apercevoir une ulcération semblable aux ulcérations syphilitiques ; il a été rare que je n'aie point remarqué, dans le cours d'une fièvre typhoïde, des ulcérations sur les plaies faites par les irritants externes, soit qu'on les eût saupoudrées avec de la quinine, soit qu'on les eût pansées par la méthode ordinaire ; seulement dans ces derniers cas, la suppuration s'établissait plus vite.

Généralement, ces plaies étaient escortées de douleurs assez cuisantes ; dans quelques cas le cérat opiacé n'a pu suffire seul pour calmer ces douleurs ; il fallait recourir aux cataplasmes émollients, et la cicatrisation s'est toujours effectuée par l'emploi de ces moyens ; ne peut-on pas conclure de ce qui se passe pour les ulcérations externes, que celles qui surviennent à l'intérieur reconnaissent la même cause, sont de la même nature et qu'elles doivent être traitées de la même manière ? Mais je reviendrai plus tard sur ce point important de thérapeutique, je me borne pour le moment à le signaler.

Nous venons de passer en revue les dix observations que j'ai désignées sous le nom de fièvre typhoïde bénigne simple, je ne me suis pas dissimulé que la classification que j'ai adoptée n'était pas exactement rigoureuse ; que parmi les faits que j'ai cités, il y en a quelques-uns qui ont présenté de la gravité, qu'ils eussent pu devenir réellement graves si une médication peu convenable eût été employée, ou si les malades n'eussent pas reçu tous les secours que leur position comportait ; mais j'ai cru rencontrer quelques avantages dans ma manière de procé—

der, j'ai montré la maladie existant, d'abord sans dérangement notable des facultés cérébrales et sans lésions d'autres organes que celles du tube intestinal ; j'ai pu apprécier sa marche dans cet état dégagé de toute complication , et constater le résultat du traitement, j'ai ainsi marché du simple au composé.

Le chapitre suivant va renfermer quelques faits où la maladie, sans sortir de l'état précédent, a été compliquée du dérangement d'autres organes.

Comme dans le premier chapitre, je ne citerai pas toutes les observations qui trouveraient place dans celui-ci, j'ai pensé que des détails trop minutieux auraient l'inconvénient de fatiguer le lecteur ; l'essentiel dans les descriptions des maladies, est de coordonner un certain nombre de faits qui répondent à tout ce qui est connu de la maladie dont on traite, afin de pouvoir tirer toutes les inductions qui ressortent naturellement de ces faits eux-mêmes ; j'en avais 33 à citer dans le chapitre précédent, et j'ai cru devoir n'en mentionner que dix ; j'en possède douze pour le chapitre suivant, et je n'en citerai que cinq ; ainsi je ferai dans tout le cours de cet ouvrage. Mais je ne renonce pas pour cela de m'appuyer de tous les faits que j'ai recueillis; pour donner un plus grand poids à l'opinion que je me suis formée de la fièvre typhoïde.

CHAPITRE II.

De la fièvre typhoïde, bénigne, compliquée.

11ᵉ OBSERVATION.

Gonflement de la rate, redoublement le soir s'annonçant par une syncope, émissions sanguines, sulfate de quinine, guérison.

Thérèse Meluret, de Vaison, mariée, 40 ans, bien réglée, tempérament nervoso-lymphatique, peu forte, éprouva, sans pouvoir en assigner la cause, un frisson suivi de chaleur, le 8 juin 1836, sur les six heures du soir ; la nuit suivante, fièvre, céphalalgie, la malade cesse toute alimentation et prend une tisane d'orge ; se trouvant un peu mieux, elle mange une petite soupe de ris, le 11 sur le soir nouveau frisson à huit heures, la fièvre est plus forte que les jours précédents ainsi que la céphalalgie et la soif, la nuit est agitée et je suis appelé le lendemain 12 au matin.

Je trouve la malade abattue, yeux caves, figure un peu pâle, langue blanche au milieu, rouge sur les bords, plaques blanches sur les gencives et à la voûte palatine ; soif, peau un peu chaude, pouls petit, fréquent, météorisme, selles nulles.

13 au matin : la malade ne s'est pas mal trouvée depuis la dernière visite ; mais le soir à huit heures, elle épouve une syncope qui dure peu : éblouissement, tournoiemenfs de tête qui se continuent pendant deux heures, si elle veut ôter la tête de son chevet elle se sent défaillir ; à cet état succède une chaleur assez forte, céphalalgie légère, sueur à mesure que le jour paraît.

14 au matin. Abattement ; en explorant le ventre je m'aperçois d'un gonflement à l'hypocondre gauche ; en examinant attentivement, je découvre que la rate est engorgée, le ventre est toujonrs un peu météorisé sans douleur ; même état du pouls.

(10 *sangsues à l'anus, elles coulent bien, tisane adoucissante, diète absolue.*)

15 à huit heures du soir, nouvelle syncope, nuit agitée, sueur copieuse à trois heures du matin.

16. Abattement plus grand, un peu de surdité, quel-

ques gouttes de sang sortent par la narine droite. Turgescence plus grande de la rate, le météorisme n'a pas augmenté.

(Un vésicatoire à chaque bras, frictions avec 30 grains de sulfate de quinine sur les membres.)

Le lendemain 16 *grains de cette substance sur les plaies des vésicatoires, nouvelles frictions avec 30 grains.)*

Le soir à huit heures, il n'y a pas de syncope, mais à minuit, il existe plus de malaise, sueur très-copieuse le matin.

Les plaies sont de nouveau saupoudrées et les redoublements ne reparaissent plus ; la rate a diminué un peu de volume.

L'ensemble des traits étant meilleurs, cet abattement profond ayant disparu, je fais placer dix sangsues sur la région de la rate, et quelques jours après, on y met un emplâtre de *vigo cum mercurio.*

La tisane, les lavements et la diète sont continués ; l'enduit des gencives et de la voûte palatine, qui avait pris une plus grande extension, se détache par plaques ainsi que celui qui recouvrait la langue. Le 10e jour, une suppuration s'établit sur les plaies des vésicatoires, une pellicule blanchâtre se détache, et du côté droit on remarque aux bords de la plaie, deux petites ulcérations à fond grisâtre , entourées de bourgeons charnus d'une bonne couleur, ces plaies sont pansées avec du cérat opiacé, qui calme les douleurs, et leur cicatrisation a lieu le 6 juillet, époque où la malade peut sans inconvénient prendre quelques légers aliments.

Depuis huit jours, on ne sentait plus de gonflement sur la région de la rate.

Cette observation nous fournit un nouvel exemple de redoublements, débutant par une syncope ; ces redoublements s'annoncent le soir ; la nuit est agitée et le matin une sueur abondante s'établit ; je m'aperçois, après le premier accès, de l'engorgement de la rate, j'avais exploré le ventre la veille , mais je n'avais point senti de tumeur dans le côté gauche, peut-être y en existait-il une déjà peu considérable, et que je n'aperçus pas , ne m'étant pas livré à un examen bien attentif sur ce point de l'abdomen. Après le second accès, la turgescence de cet organe augmente , elle diminue quand les redoublements cessent, et disparaît complètement , avant même que la convalescence soit bien établie.

Qui ne voit dans cette observation la répétition de ce qui se passe dans les fièvres intermittentes? Dans ces

maladies, l'engorgement de la rate est un des phénomènes les plus fréquents, et cet organe, quand la fièvre se
prolonge, acquiert quelquefois un volume extrêmement
considérable ; dans ces cas, le dégorgement ne s'opère le
plus ordinairement, que bien après que l'intermittence a
cessé.

J'ai, en 1828, soigné, à Causans, un jeune homme qui
depuis sept mois était en proie à une fièvre intermittente,
On avait à satiété donné, mais inutilement, du sulfate
de quinine, il avait un gonflement énorme de la rate, et
était presque émacié; je lui conseillai de se rendre à Ca-
maret, chez un de ses parents, afin de se soustraire à l'at-
motsphère de Causans, viciée depuis long-temps par des
émanations marécageuses, à la suite de réparations faites
sur le bord de la rivière d'Ouvèze, par M. le vicomte de
Causans ; il suivit mes conseils. Je fis appliquer de temps
à autres quelques sangsues sur la région de la rate ; des
frictions sur les gencives et sur les membres furent faites
avec du sulfate de quinine; les accès cédèrent au bout
de quinze jours; je fis frictionner la région de la rate
avec du mercure, un emplâtre de *vigo cum mercurio* fut
placé ensuite sur la tumeur, et ce jeune homme, qui
depuis huit mois traînait une vie languissante, recouvra
la santé et prit un embonpoint qu'il a conservé depuis.

L'engorgement de la rate ne fut pas chez la Meluret

une complication bien grave, mais elle aurait pu le devenir si je n'eusse, dès les commencements, arrêté des redoublements, dont la connaissance ne pouvait échapper à quelque médecin que ce fût, habitué à traiter de pareilles affections.

12ᵉ OBSERVATION.

Symptômes d'esquinancie, redoublements, sangsues au cou, sulfate de quinine, guérison.

M. Ganichot, propriétaire très-aisé, du Crestet, 43 ans, tempéramment sec, habite un lieu très-élevé, et journellement il se rend à une fabrique qu'il possède dans la plaine. Il a éprouvé des alternatives de chaud et de froid dans les diverses courses qu'il a faites, et attribue à cette cause un malaise qu'il ressent le 26 octobre 1839.

Appelé chez lui le lendemain, je trouve : pouls légèrement fébrile, peu développé, peau chaude, figure pâle, yeux abattus, langue blanche au milieu, rouge sur les bords et à la pointe, gencives, voûte palatine et intérieur des lèvres offrant çà et là des plaques blanches, peu de soif, déglutition difficile, léger météorisme, douleur sur le flanc droit à la pression, selles nulles.

(*Tisane d'orge, diète absolue.*)

Cet état persiste avec de légers redoublements chaque soir, jusques au 30, taches typhoïdes sur le cou et la poitrine.

31. Constriction à l'arrière-gorge, pouls 85, se laissant facilement déprimer.

(20 *sangsues au cou.*)

Le lendemain matin, déglutition moins pénible, mais le soir malaise général, découragement, chaleur et sueur dans la nuit.

2 novembre. Abattement sans malaise dans la journée, le soir fatigue, anxiété dans la nuit.

Le malade répugnant à l'application de vésicatoires et en raison de son tempéramment sec, comptant peu sur l'absorption du sulfate de quinine par les frictions, je donne huit grains de cette substance dans une potion calmante.

Redoublement le soir plus véhément que les précédents.

2 au matin, fatigue plus grande que la veille, les forces paraissent anéanties, état voisin de la stupeur.

20 grains de sulfate de quinine par la bouche, mieux le 4 au matin.

8 grains de quinine sont encore pris, et les redoublements disparaissent.

Pendant quelques jours, il reste encore de l'abattement; tisanes adoucissantes, lavements émollients qui emmènent des crotins et ensuite une matière bilieuse extrêmement fétide; le météorisme cesse peu à peu; l'enduit de la langue et les plaques de la bouche se détachent, et ce n'est aussi qu'à cette époque, 18 novembre, que le malade entre en convalescence.

Chez M. Ganichot, nous voyons à notre arrivée les symptômes de l'affection typhoïde; il existe de plus chez lui gêne dans la déglutition, et le 31 au matin, constriction à l'arrière-gorge, pouls plus accéléré, mais se laissant facilement déprimer; je n'applique pas moins vingt sangsues, qui calment l'irritation locale, et j'administre après le sulfate de quinine, en ayant toutefois le soin de le noyer dans une potion calmante. Après sa première administration, le redoublement est plus intense, j'augmente la dose, le redoublement suivant est moindre, et après une nouvelle prise de huit grains, il n'en existe plus.

Nous observerons en passant, pour revenir plus tard sur ce sujet, qu'il ne faut point se laisser décourager dans l'administration du sulfate de quinine, quoique après en avoir donné, les redoublements prennent de l'intensité.

Notons aussi que l'irritation de l'arrière-bouche ne se développa point sous l'influence de l'affection typhoïde, elle s'exaspéra seulement à chaque redoublement, fut calmée par une saignée locale, et disparut complètement, alors que les accès furent arrêtés.

Nous allons voir, dans l'observation suivante, une péripneumonie précédant la maladie typhoïde.

13ᵉ OBSERVATION.

Peripneumonie ; fièvre typhoïde pendant son cours, sulfate de quinine, guérison.

Mademoiselle Boulard, 11 ans, tempéramment un peu lympathique, est prise, le 12 octobre 1838, sans cause appréciable, d'une gêne de la respiration, elle tousse sans cracher et repose peu la nuit, diète, tisane adoucissante. Appelé le 15 au matin, je trouve : pommettes rouges, peu de céphalalgie, pouls assez développé, pulsations 90, langue peu chargée, rouge sur les bords et à la pointe, gencives naturelles, respiration haute, accélérée, râle sous-crépitant à la base des deux poumons,

respiration puérile au sommet, son mat à la partie inférieure de la poitrine, crachats quelquefois d'un sang
pur, d'autrefois mêlés avec une matière blanche, glutineuse, d'autrefois seulement striés; toux fréquente, mais
n'amenant pas toujours de l'expectoration, ventre souple, point douloureux ; la malade dit n'avoir pas plus de
fatigue le soir que le matin.

Je propose une saignée générale, les parents me prient
d'attendre ; *tisane de poulet avec dattes et jujubes,
looch pectoral, diète absolue.*

Les symptômes étant les mêmes, le lendemain je renouvelle ma proposition de la veille, mais on éprouva la
même répugnance pour les émissions sanguines.

(*Mêmes prescriptions*).

17 au soir, sur les huit heures, sans frisson préalable,
rougeur plus grande des pommettes, conjonctives injectées, douleur sus-orbitaire assez forte, langue blanchâtre
au milieu, quelques légères plaques blanches sur les gencives, respiration plus gênée, toux plus fréquente, des
crachats d'un sang pur rutilans sont rendus en abondance jusqu'à onze heures, pouls fort, pulsations 100. Le
matin une légère sueur s'établit, et à sept heures, la malade se trouve dans le même état que les jours précédents,
sauf un peu plus d'abattement.

18 au soir, sur les six heures, mêmes symptômes que la veille, l'hemoptisie est autant abondante ; le lendemain matin, stupeur bien prononcée, les yeux sont comme noyés, la figure est plutôt pâle que rouge, d'écubitus sur le dos, je n'entends plus le bruit respiratoire à la base du poumon droit, son mat en cet endroit : râle crépitant vers le centre du poumon de ce côté ; celui du côté opposé ne paraît pas être plus affecté, quelques taches typhoïdes sur les avant-bras, on a aperçu quelques gouttes de sang à la narine droite, ventre toujours souple, pouls 80 , moins développé que les premiers jours de la maladie, gencives présentant un liséré blanc, quelques plaques blanches à la partie interne de la lèvre inférieure : les parents sont effrayés.

Je fais immédiatement frictionner la malade avec 20 grains de sulfate de quinine sur les membres, et j'en donne 12 grains par la bouche, en trois heures de temps. Continuation des autres moyens.

Le soir, le redoublement est moindre, la nuit est meilleure que les deux précédentes ; le matin, au jour, il s'établit une sueur copieuse , on change la malade trois fois de linge, et après elle est mieux ; le râle crépitant se fait entendre là où la veille il paraissait y avoir hépatisation ; les crachats sont moins sanguinolents ; même dose de quinine que la veille et administrée de la même manière. Les redoublements ne reviennent plus.

Quatre jours après, l'enduit des gencives a disparu, la langue reste blanche, peu à peu l'état de la poitrine s'améliore, et le 12 novembre, mademoiselle Boulard, qui n'a pas cessé la tisane de poulet et s'est tenue à une diète rigoureuse, peut prendre un léger bouillon qui ne fatigue point; une alimentation un peu plus substantielle est permise les jours suivants, et cette demoiselle reprend une santé qui devient toujours plus florissante. L'observation qui suit va nous montrer une *pneumonie* survenue pendant le cours de l'affection typhoïde.

14ᵉ OBSERVATION.

Affection typhoïde, pneumonie pendant son cours, émissions sanguines, sulfate de quinine, guérison.

Chauvin, Joseph, granger dans les montagnes de Seguret, 24 ans, constitution forte, n'ayant jamais été malade, se place dans un endroit frais, étant en sueur, et éprouve, depuis le 18 juin jusqu'au 23, un malaise général, avec brisements dans les membres, bouche mauvaise, anorexie, céphalalgie. Il s'alita le 24 juin, et le 25 je me rends auprès de lui; face un peu jaune, pommettes rouges, conjonctives injectées, narines sèches, lèvres

rouges, langue recouverte d'un enduit jaunâtre au milieu,
d'un rouge vif sur ses bords et à sa pointe, pourtant assez
humide, plaques blanches disséminées sur les gencives et à
la partie interne des lèvres, peu de soif, céphalalgie sus-
orbitaire, ventre un peu douloureux sur le flanc droit et
à la région épigastrique, selles nulles, peau chaude,
pouls 90, respiration libre, point de toux ; tisane d'orge,
diète absolue.

Je reste deux jours de voir le malade, qui est couché
près d'une fenêtre qui ferme mal.

28 au matin, figure animée, pommettes très-rouges,
respiration haute et accélérée, il y a de la toux et les
crachats sont striés, le malade se plaint d'une douleur
vive au-dessous du téton droit ; la poitrine explorée à l'o-
reille me fait entendre du râle muqueux du côté douloureux, l'autre côté est sain ; il y a eu chaque nuit un
peu plus de fatigue que dans le jour, abdomen le même
que le 25 ; point de selles, pouls plus fort et plus résistant
que lors de ma première visite.

*(Saignée d'une livre, sang peu couenneux, tisane adou-
cissante, diète absolue).*

28 au soir, douleur très-forte dans les membres inférieurs pendant une heure, sans frisson, la nuit est très-
agitée, point de sueur.

29 au matin, respiration plus gênée, douleur plus vive au côté droit, râle crépitant à la base du poumon, stupeur; le soir même douleur dans les membres inférieurs que la veille, difficulté très-grande de respirer dans la nuit.

30 au matin, Chauvin ne peut rester couché que sur le côté malade, qui est très-douloureux; respiration très-gênée, son mat à la base du poumon, le côté gauche est sain, abattement très-grand, pouls 120, peu développé.

(*40 sangsues sur le point douloureux*).

(*40 grains de sulfate de quinine, en 8 paquets de 5 grains, à prendre toutes les demi-heure.*)

Un peu de mieux sur le soir, le redoublement ne paraît point.

1er juillet, la respiration est moins gênée, la douleur de côté moins vive, cependant l'état du poumon paraît être le même; le pouls est tombé à 80, peu fort, la figure annonce un état de mieux. 20 grains de sulfate de quinine, large vésicatoire sur le côté malade; la journée ainsi que la nuit sont assez bonnes.

2 juillet, le vésicatoire a bien pris, râle crépitant à la base du poumon, râle muqueux dans les autres points.

Les redoublements ne reparaissent plus; la langue, les gencives se nettoient le 6 juillet; à cette époque, il existe

encore un peu de râle muqueux, mais la respiration s'exécute assez bien, les crachats sont légèrement rouillés, et
peu à peu s'établit une franche convalescence; le rétablissement complet n'a lieu qu'en fin juillet. La plaie du
vésicatoire a présenté vers son milieu une ulcération
peu considérable, a été pansée avec du cérat opiacé et
n'a été cicatrisée que fort tard.

La première de ces deux observations nous offre
l'exemple d'une péripneumonie débutant, dégagée de
toute complication, ce n'est que trois jours après son invasion que des redoublements typhoïdes viennent la com-
pliquer. Dans la seconde, au contraire, la pneumonie qui
a été gagnée par la position qu'occupait le malade près
d'une fenêtre mal fermée, ne se montre que pendant le
cours de l'affection typhoïde, mais dans l'un et l'autre
cas, de pareilles affections mariées ensemble, présentent
toujours beaucoup de gravité, et si malheureusement le
médecin n'aperçoit point les redoublements, qu'il les croit
inhérens à la pneumonie, à chaque nouvel accès fébrile
s'opère une congestion vers l'organe affecté, et le malade
ne tarde pas à succomber. C'est ce qui serait indubitable-
ment arrivé dans les deux cas que nous venons de rappor-

ter, si nous n'avions de bonne heure arrêté des re-doublements, sous l'influence desquels s'agravaient les deux péripneumonies. C'est ce qui arriva au manœuvre qui fait le sujet de la première observation, rapportée par M. le professeur Andral, dans son traité de clinique médicale, et qui présente tant de ressemblance avec celles que nous venons de citer.

Un manœuvre, âgé de 27 ans, à Paris depuis treize mois, éprouvait depuis quelques temps de la diminution dans son appétit, de la céphalalgie, un sentiment de faiblesse insolite. Un soir, après avoir soupé, il éprouva un frisson, toute la nuit il ressent une chaleur brûlante.

Le lendemain cette chaleur continue ; il a un léger mal de gorge et vomit les aliments qu'il a pris la veille, le surlendemain au soir, il entre à la Charité ; examiné à la visite suivante, commencement du troisième jour de sa maladie, il présente l'état suivant :

Face jaune avec rougeur des pommettes, céphalalgie sus-orbitaire, injection des yeux, accablement général, mouvements pénibles, douleurs articulaires, lèvres sèches, langue couverte d'un enduit jaunâtre épais, d'un rouge cerise sur les bords et à la pointe, goût d'amertume dans la bouche, peu de soif ; déglutition légèrement douloureuse, abdomen souple et indolent dans tous ses points, pas de selle depuis le commencement de la maladie, un peu de toux, râle muqueux en quelques points, pouls fréquent et dur, peau sèche et d'une chaleur âcre.

(Saignée du bras, de douze onces, tisane d'orge, lavement, diète).

Le lendemain, quatrième jour, l'état du malade n'a subi aucun changement notable.

(Deuxième saignée).

Délire dans la nuit du quatrième au cinquième jour; les cinquième et sixième jours, la teinte jaune de la face se prononce de plus en plus, les traits s'affaissent, le malade regarde d'un air étonné ceux qui l'entourent, ses réponses sont lentes, l'enduit de langue est très-épais, l'abdomen n'est pas tendu, la constipation persiste. Dans la matinée du sixième jour, nous sommes frappés de la manière dont s'exécute la respiration, elle est haute, accélérée. Nous écoutons la poitrine et nous trouvons un râle crépitant très-prononcé dans toute l'étendue du lobe inférieur du poumon gauche, dans cette même étendue il y a une légère diminution de sonoréité des parois thorachiques, l'expectoration est nulle, le pouls a une extrême fréquence. L'existence d'une pneumonie nous semble évidente; une saignée de douze onces est pratiquée, des sinapismes sont appliqués aux extrémités inférieures ; cette troisième saignée n'offrit pas plus de couenne que les deux précédentes ; dans la nuit le malade délira.

Dans la matinée du septième jour, la gêne de la respiration était très-considérable, il n'y avait pas plus d'expectoration que la veille. Dans la partie postérieure et latérale gauche du thorax, le son était mat et l'on n'y entendait plus ni râle crépitant, ni bruit respiratoire, l'état des voies digestives était le même ; on obtenait difficilement des réponses du malade.

(*Deux vésicatoires aux jambes*) ; délire la nuit.

Le huitième jour, même état, le neuvième, la dyspnée est extrême, le malade peut à peine prononcer quelques mots d'une voix entrecoupée. Mort dans la journée.

Dans cette observation, les redoublements étaient plus tranchés que dans les deux que nous venons de rapporter.

Quatrième jour de la maladie, délire dans la nuit, affaissement des traits ; le lendemain, réponses lentes, nouveau délire toutes les nuits jusqu'au huitième jour, et le malade succombe le neuvième.

Après l'autopsie, la mort fut attribuée à la lésion des poumons.

Eh bien ! la main sur la conscience, je dirai bien haut, dès à présent, avec une conviction profonde, comme je le dirai pour d'autres cas que je comparerai à ceux que je possède, si de bonne heure on eût administré à haute dose le sulfate de quinine, on aurait probablement arraché à la mort un jeune homme qui à peine entrait dans la carrière de la vie.

Loin de moi l'idée de vouloir, par des comparaisons que je ferai de leurs observations d'avec les miennes, critiquer des hommes dont j'ai su de bonne heure apprécier les talents, et qui se sont élevés si haut par un mérite que personne ne peut leur contester; mais l'intérêt de la science, le bien de l'humanité me faisait un devoir d'établir ces comparaisons. Plus ces auteurs sont haut placés, plus leurs ouvrages sont répandus et plus leur opinion fait règle; j'ai donc dû citer de préférence les observations qu'ils ont rapportées. Heureux, s'ils reconnaissent un jour, après avoir fait l'essai du traitement que j'ai fait pressentir déjà, qu'ils ont pu dans beaucoup de cas s'en laisser imposer par des symptômes qui, quelquefois sont trompeurs ! Je me consolerai alors d'avoir mis au grand jour un ouvrage qui m'a coûté tant de sollicitudes et que j'aurais laissé pour toujours enfoui, si je n'avais eu l'espérance qu'il pouvait être utile à mes semblables.

15e OBSERVATION.

Affection typhoïde; métrite, émission sanguine locale, sulfate de quinine, guérison.

Meffre, femme Peyre, 28 ans, tempérament peu prononcé, accouche d'un enfant bien portant, le huit mars 1840; les lochies coulent bien. Six jours se passent dans un état fort tranquille; aucune imprudence n'est faite, l'accouchée garde le lit par mesure de précaution; la fièvre de lait commence à cesser, lorsque, sans cause connue, il survient, le 15 au soir, un frisson dans les reins suivi d'une forte chaleur avec fièvre, céphalalgie sus-orbitaire, point de sommeil.

Appelé le lendemain, je trouve la malade assez abattue, elle accuse une grande faiblesse, figure pâle, yeux languissants; lèvres pâles, langue recouverte d'un enduit muqueux, quelques plaques blanches sur les gencives, ventre souple point douloureux à la pression; on sent, en pressant sur la région hypogastrique, l'utérus parfaitement réduit; lochies coulant comme à l'ordinaire, peau naturelle, pouls 70, peu fort, aucune indication précise ne se présente; *tisane de fleurs de mauve, diète.*

Le soir, sans frisson initial, fatigue plus grande, fièvre assez forte dans la nuit.

17 au matin, la malade sent que les lochies ne coulent plus, turgescence à l'hypogastre, douleur au toucher sur cette partie, pouls 100, peau un peu chaude, douleur de toute la tête, yeux mornes, un peu de rougeur sur les pommettes, gencives présentant un liséré blanc, soif, bouche assez humide, pétéchies sur la poitrine et l'abdomen.

La journée n'est pas mauvaise quoiqu'il y ait de l'abattement ; mais le soir, fatigue plus grande, turgescence plus prononcée à l'hypogastre, douleur plus vive sur cette région, nuit agitée.

Malgré l'abattement et un commencement de stupeur, que j'observe le 18 au matin, je fais placer 20 sangsues sur la région hypogastrique et j'administre en même temps par la bouche 20 grains de sulfate de quinine, cataplasmes émollients sur le ventre.

Le soir, l'état de malaise des jours précédents ne s'observe point, la nuit n'est pas plus fatiguante que la journée.

19, même dose de quinine donnée comme la veille, continuation des cataplasmes.

Les redoublements cessent complètement.

Douleur hypogastrique moindre, les cataplasmes et la

diète continués pendant huit jours encore , font cesser l'affection utérine, la bouche se nettoie, et le 28 la malade entre en convalescence.

———

J'eus le soin, le soir, en arrivant chez la Meffre, d'explorer la région utérine ; il n'y avait ni gonflement, ni douleurs, les lochies coulaient bien, ce ne fut qu'au second redoublement que l'utérus commença à être pris ; après le troisième, je fais appliquer 20 sangsues sur le point douloureux, et j'administre en même temps le sulfate de quinine à dose assez forte, par la bouche, et la maladie va en diminuant d'intensité.

Ce fait nous démontre, comme les précédents, que lorsqu'un organe est irrité ou qu'il a une disposition à l'être, il ressent plus que toute autre l'influence des redoublements, que je n'ai jamais vu manquer, quelque faibles qu'ils fussent, dans l'affection typhoïde. Chez la Meffre, l'utérus était l'organe congestionné, et ce fut lui aussi qui fut pris de préférence à tout autre. Dans l'observation suivante, nous verrons s'aggraver une pleurésie chronique pendant le cours de l'affection typhoïde.

16e OBSERVATION.

Pleurésie ancienne s'aggravant sous l'influence de redoublements typhoïdes, émissions sanguines, sulfate de quinine, guérison.

Gourbin, du Creslet, âgé de 50 ans, homme très-fort, d'un tempérament sec, gros travailleur, avait une légère déviation des côtes droites, à la suite de plusieurs pleurésies dont il avait été atteint de ce côté, avec douleur constante depuis l'invasion de là dernière.

Après des fatigues plus grandes que ne comportait sa position, il ressentit, le 12 juillet, des douleurs dans presque toutes les articulations, rejeta par le vomissement quelques aliments qu'il avait pris le matin, et se trouvant assez fatigué, il s'alita.

Pendant quelques jours on lui fit prendre de légers sudorifiques, qui ne le firent point suer, et je fus appelé auprès de lui, le 17 au matin.

Je trouvai : figure rouge, animée, conjonctives injectées, douleur sus-orbitaire assez forte, langue limoneuse, liséré blanc sur les gencives.

Gourbin me dit qu'il avait éprouvé tous les soirs un peu plus de malaise ; que la nuit, il était plus agité que le jour, et que de la veille datait une douleur forte, là où il en avait une faible continuellement.

Ventre souple, sans douleur, selles nulles, quelques taches typhoïdes sur les avant-bras, inappétence, les douleurs des articulations qui existaient au début ont cessé.

Frictions avec du baume tranquille opiacé sur le point douloureux, cataplasmes de farine de lin après la friction, tisane d'orge, diète absolue.

Je ne puis revoir le malade que le vingt : à six heures du matin, j'apprends que les nuits ont été très-agitées, et je trouve : yeux abattus, traits tirés, grand découragement, de la gêne dans la respiration et une douleur bien vive au côté malade, la soif a augmenté, le ventre est le même.

20 sangsues sur le point douloureux, 24 grains de sulfate de quinine en quatre doses prises d'heure en heure.

La fatigue est moindre le soir, la nuit est meilleure que les précédentes.

20 grains de quinine sont encore donnés le lendemain, et les redoublements ne reparaissent point, la respiration devient plus libre, et au bout de huit jours, la douleur de côté est la même qu'elle était avant la maladie, la bouche

se nettoie, les taches typhoïdes disparaissent, et le 3 août,
la convalescence s'établit.

Toutes les fois qu'aucune volonté supérieure à la nôtre
ne s'y est opposée, que les redoublements n'étaient pas
menaçants, qu'un état de pléthore existait, ou bien qu'un
organe était congestionné, soit qu'il le fût primitivement
ou consécutivement à l'affection typhoïde, et que d'ail—
leurs, les autres symptômes ne s'y opposaient point, nous
avons eu recours aux émissions sanguines et nous nous en
sommes bien trouvés; nous avons remarqué qu'après les
saignées locales ou générales, suivant les cas, le sulfate
de quinine agissait plus sûrement et plus vîte; il nous
est même arrivé, ainsi qu'on va le voir dans l'obser—
vation suivante, qu'administré avant d'avoir tiré du sang,
il ne faisait point disparaître les redoublements, et que ce
ne fut qu'après des saignées, qu'il brida des accès qui
prenaient une tournure fâcheuse.

17e OBSERVATION.

Gastrite-typhoïde augmentant d'intensité par le sulfate de quinine, mais cédant à l'emploi de cette substance après des émissions sanguines pratiquées sur l'épigastre.

Un ouvrier maçon, âgé de vingt-sept ans, constitution assez forte, travaillant aux routes près de Vaison, fut pris, le 15 août 1839, après s'être mouillé, d'un frisson qui dura deux heures, suivi de chaleur, il dormait peu la nuit; le lendemain, on lui fit prendre du vin chaud, et continua à ingérer quelques aliments; la nuit d'après fut plus agitée, il y eut beaucoup de chaleur.

Appelé le 17 au matin, je vis : pommettes un peu rouges, yeux injectés, langue rouge à sa pointe et à ses bords, recouverte à son milieu d'un enduit jaunâtre, liséré blanc sur les gencives, peau chaude, pouls 95 peu développé, ventre météorisé, douloureux sur la région épigastrique et depuis le bord inférieur du foie jusqu'au pubis, constipation, urines rouges, sédimenteuses, soif vive.

(Tisane émoliente, diète absolue.)

Le soir, à huit heures, frisson général qui dure une

heure, suivi de chaleur et de beaucoup d'agitation dans la nuit.

18 au matin, à peu près comme la veille à la même heure.

Dans le jour, le malade est un peu mieux, quoique ayant toujours de la fièvre ; il demande du vin chaud, on lui en donne plein un verre ; peu de temps après l'avoir bu, il éprouve : coliques, douleurs à l'épigastre et un peu d'agitation.

La nuit d'après, même état que dans la journée.

19 au matin, je propose une application de sangsues à l'épigastre, le malade répond qu'il n'a pas trop de sang et qu'il ne veut pas absolument s'en laisser tirer; le soir, nouveau frisson suivi d'une chaleur mordicante, figure animée, agitation extrême.

20. 30 *grains de sulfate de quinine.*

Je réitère la dose le 21, et le soir, le frisson reparaît escorté des mêmes symptômes que les nuits précédentes.

22. 40 *nouveaux grains de quinine* et 30 le lendemain, ce qui n'empêcha pas le frisson de revenir le soir, ainsi que la chaleur et une bien vive agitation dans la nuit.

Le 24, le malade commence à être abattu et il est en même temps très-excité, peau brûlante, une vive démangeaison s'y fait sentir, pouls très-accéléré et aucune bonne position n'est trouvée dans le lit ; épigastre douloureux, bouche sèche, soif plus vive ; à force d'insistance de ma part et de celle des assistants, je parviens à décider ce malade à se laisser appliquer des sangsues. J'en pose 40 à l'épigastre, qui saignent extraordinairement, friction sur le ventre avec un liniment opiacé ; cataplasme émollient, tisane de poulet prise en abondance dans la journée, et dans la nuit, quatre lavements de mauve qui font rendre quelques crotins.

25, de bon matin, 40 *grains de sulfate de quinine en 8 prises, de demi heure en demi heure.*

Le soir, le frisson manque, mais il y a un peu plus de chaleur, et d'agitation dans la nuit.

26. *Continuation de la tisane, des fomentations et des cataplasmes.*

27. *Nouvelle prise de 20 grains de quinine,* et les redoublements ne se montrent plus.

Malgré les soins assidus prodigués au malade par un frère qui ne l'a pas quitté, et par les gens de la campagne où il était logé, il n'a pu reprendre ses travaux que vers la fin de septembre.

Je trouve une observation semblable à la précédente, dans le tome V⁰, pag. 197, du *Journal de médecine et de chirurgie-pratique*, que M. Jules Guyot, médecin, a publié dans les annales de la médecine physiologique et qu'il a intitulée : *Observation d'une gastro-entérite typhoïde, heureusement combattue au moyen de nombreuses applications de sangsues.* Je crois devoir la rapporter par plusieurs motifs.

Ce médecin fut pris subitement, au milieu des ravages qu'exerçait alors le choléra, d'une oppression violente à l'épigastre, avec diarrhée séreuse et froid des extrémités; ces accidents se dissipèrent bientôt, pour reprendre le lendemain avec plus d'intensité; un vésicatoire fut alors appliqué à chaque mollet, un à chaque cuisse et un à l'épigastre; un troisième accès s'étant manifesté, on en prévint le retour par l'administration de six grains de sulfate de quinine, continué pendant plusieurs jours. Le malade ainsi délivré de ses douleurs et de sa diarrhée, se hâte de prendre des bouillons, des potages, des viandes fortes, du vin sucré et du café. Bientôt il acquit assez de force pour se livrer à un violent exercice; cependant il éprouvait toujours de la gêne et de la pesanteur à l'épigastre, le sommeil était fort agité et le retour à la santé n'était pas complet.

M. Guyot passa alors quinze jours dans une température froide et humide, se livrant à l'exercice de la chasse autour des étangs, et quelquefois pénétrant dans l'eau ; un léger accès fébrile ne tarda pas à se manifester ; la santé n'était pas encore dérangée, mais il éprouvait de la gêne et de la pesanteur à l'épigastre et était d'une irascibilité extrême. Il prit alors le parti de revenir à Paris ; mais pour remédier aux accidents qui le tourmentaient, il continua de faire usage de viandes fortes et de vin généreux, et de plus, il avala quelques grains de sulfate de quinine.

Le jour de son arrivée à Paris, le malade fit, suivant son habitude, usage d'une nourriture très-stimulante ; mais au milieu de la nuit, il fut pris de douleurs affreuses d'estomac et ne trouva quelque soulagement qu'en se couchant le ventre à nu sur le pavé. Les douleurs se calmèrent, le même régime fut continué, ainsi que le sulfate de quinine ; les nuits suivantes les douleurs furent encore plus atroces ; le sulfate de quinine, le vin et le café furent prodigués dans les intervalles de rémission ; cependant le 5 septembre, il lui fut impossible de quitter le lit. Par un dernier effort, le malade voulut encore avaler un biscuit trempé dans du vin de Madère, le tout fut aussitôt rejeté par le vomissement.

Le ventre n'était ni balonné, ni tendu, les douleurs vagues qui s'y faisaient sentir n'augmentaient point à la pression, l'anxiété et l'agitation étaient extrêmes, il n'y avait pas de soif, et les boissons tièdes étaient préférées.

(12 sangsues à l'anus, lavements émollients, cataplasmes, boisson délayante, diète.)

Le 12, il survient de la soif et la langue se couvre d'un enduit noirâtre, la fièvre est très-forte, insomnie, sueurs abondantes; M. Louis est appelé.

(Saignée de trois palettes, lavements purgatifs.)

Surcroît de faiblesse et d'agitation, la soif devient de plus en plus vive, les sueurs sont très-abondantes, la langue se couvre d'un enduit plus épais, une escharre se forme au sacrum, insomnie, émaciation extrême.

Le 18, M. Broussais vit le malade, et pensant que toute l'affection résidait dans l'estomac et les intestins, il fit appliquer 40 sangsues à l'épigastre et ordonna la glace à l'intérieur. Dans la nuit, il y eut deux heures de sommeil, ce qui n'était pas arrivé depuis treize jours ; à mesure que le sang coulait, l'agitation et l'inquiétude diminuaient, mais cette amélioration fut de courte durée ; le surlendemain la fièvre était aussi forte et le malaise aussi insupportable. M. Broussais fit mettre 30 sangsues sur le ventre et continua la glace, lavements émollients. La nuit fut encore assez bonne ; le lendemain la fièvre fut

moins forte, mais chaque soir, il y avait une exacerbation ; M. Broussais ordonna alors, le long de la colonne
vertébrale et la partie interne des membres, des frictions
avec un gros de la composition suivante, trois fois par
jour :

> Moelle de bœuf, 1 once.
> Sulfate de quinine, 1 gros.
> Camphre, 12 grains.

L'accès fébrile ne tarda pas à disparaître le soir, et dès
le 30, la convalescence se déclara ; des bouillons alors
furent administrés, et l'on arriva promptement, quoique
par degrés, à une nourriture plus solide. Cependant le
malade ne recouvrait pas l'appétit vif et franc des convа-
lescents, M. Broussais lui conseilla alors d'aller respirer
l'air de la campagne, dès qu'il serait en état de se tenir
levé. Après quelques promenades, l'appétit ne tarda pas à
se déclarer franchement, et les forces et la santé revin-
rent le mois suivant.

M. Guyot, termine cette observation en faisant remarquer que le régime le plus tonique possible n'a pu arrêter le développement d'une affection typhoïde ; que les
saignées peu abondantes n'ont eu aucun succès ; que des
applications de sangsues plus nombreuses ont immédiatement apporté du soulagement, et que cependant,
malgré ces moyens antiphlogistiques, la convalescence n'a
été rapide que lorsqu'il a été possible de respirer l'air de

la campagne ; enfin, que cette gastro-entérite existait sans diarrhée et sans douleur à la pression.

M. Guyot avait fait disparaître ces accès, dès le début, par l'administration de dix grains de sulfate de quinine, continués pendant plusieurs jours, ses douleurs intestinales et sa diarrhée avaient également disparu ; mais il se hâte de prendre des bouillons, des potages, des viandes fortes, du vin sucré et du café ; se livre à un exercice violent autour d'un étang, pénètre même dans l'eau, et un nouvel accès fébrile se manifeste ; tout indique en même temps chez lui une vive irritabilité du tube intestinal, et, malgré cet état, il fait usage de viandes fortes et de vin généreux.

Le quinquina, pris en même temps que d'autres toniques, non-seulement ne fait pas disparaître les redoublements, mais aggrave les souffrances gastro-intestinales, qui ont pu être encore exaspérées par les lavements purgatifs, et ce n'est que lorsque deux fortes applications de sangsues sont faites et que la glace est prise à l'intérieur, que les souffrances cessent. Pourtant, dans ce cas, comme dans beaucoup d'autres que nous avons cités, les émissions sanguines ne détruisent que l'irritation locale, et les redoublements qui se montrent encore chaque soir, sont efficacement combattus par le sulfate de quinine en frictions. Si M. Guyot, après avoir fait disparaître ces accès se fût tenu à un régime adoucissant et qu'il n'eût fait aucun excès, probablement ils ne se seraient plus montrés ; s'il n'eût pas fait un usage immodéré de substances irritántes, il n'aurait pas vu survenir ces douleurs abdominales violentes, qui le firent tant souffrir ; s'il n'eût poussé la reconnaissance (sentiment au reste [qui ne peut faire que son éloge) et l'enthousiasme trop loin, il n'aurait pas intitulé son observation gastro-entérite-thyphoïde, heureusement combattue au moyen de nombreuses applications de sangsues ; il aurait vu que l'affection typhoïde n'était pas une simple irritation intestinale, que cette irritation ne constituait pas à elle seule toute la maladie, et qu'après qu'elle eut été calmée par les émissions sanguines, le grand maître que tout le monde n'a pas compris, et qui n'était pas aussi exclusif dans sa pratique que dans ses écrits, se hâta de frictionner le dos de M. Guyot avec du sulfate de quinine, et de l'envoyer à la campagne respirer un air plus pur que celui qui s'exhalait des étangs, autour desquels le docteur avait vu se renouveler sa maladie.

Concluóns donc, de ces deux derniers faits, qu'il est quelquefois indispensable de faire précéder l'administration du sulfate de quinine, d'émissions sanguines plus ou moins abondántes, qu'il convient dans beaucoup d'autres, ainsi que je l'ai exposé, d'avoir recours aux saignées de bonne heure, et qu'il faut toujours, après la cessation des redoublements, et des autres symptômes typhoïdes, observer un régime convenable, si on ne veut voir se renouveler, tous les désordres qu'entraîne avec elle cette terrible affection.

Remarquons surtout que, chez ce maçon et chez M. Guyot, il y avait des symptômes qui indiquaient que l'estomac était fortement surexcité, et que c'était peut-être ce qui empêchait le sulfate de quinine de produire son effet, ordinaire. Cette opinion, exprimée en forme de doute, acquiert une plus forte valeur par les bons effets qu'on retira de cette substance, après que l'inflammation de l'estomac eut été combattue; nous verrons dans le chapitre suivant, deux cas qui ont avec ceux-ci la plus grande analogie, et nous croyons pouvoir, dès à présent, poser comme principe thérapeutique, que lorsque dans une affection typhoïde l'estomac est irrité, il faut, lorsque les forces le permettent, combattre d'abord cette irritation et administrer ensuite le sel de quinine.

Parmi les observations décrites dans ce second chapitre, se trouvent, comme complication, deux pneumonies, une angine, une pleurésie, un engorgement de la rate, une métrite et une gastrite; lorsque nous en serons aux cas graves, nous en citerons encore quelques-unes que nous avons vues. Nous ne considérons point comme complication, la lésion des follicules intestinaux : elle est en quelque sorte inhérente à la maladie, mais elle ne la constitue pas ; nous ne comprendrons point, pour la même cause, dans le chapitre suivant, comme complication, le délire et la stupeur qui surviennent presque toujours dans les cas graves : ils ne sont pas plus la maladie que les lésions intestinales ; ils n'apparaissent que comme symptômes d'une lésion plus profonde de l'organisme. Plus loin nous développerons nos idées sur cette manière de considérer l'affection typhoïde, et, en disséquant ainsi cette affection , nous aurons l'immense avantage, pour la pratique, de la montrer avec ses caractères propres, essentiels ; nous savons que dans presque tous les cas, les follicules intestinaux sont plus ou moins affectés, et dans cette affection même , nous voyons un symptôme qui, à lui seul, décèle presque son existence ; il en est de même du délire et de la stupeur, pour les cas graves : l'engorgement de la rate, que nous avons rangé comme complication, pourrait à la rigueur être considéré comme symptôme. Nous en dirons la raison ailleurs.

Ainsi, dans l'affection typhoïde, il est des dérangements organiques qui ne seront pour nous que des symptômes, et d'autres qui ne peuvent, à bon droit, être pris que comme complication. Cette division, essentielle pour le diagnostic, ne l'est pas moins pour le pronostic et pour le traitement, comme nous le verrons par la suite.

Fidèle au plan que nous nous sommes tracé, nous n'avons eu à mentionner, jusqu'ici, que des faits qui n'ont point offert ces désordres formidables, que l'on voit si souvent dans la maladie qui nous occupe. Nous allons immédiatement en citer dans le chapitre suivant.

CHAPITRE III.

De la fièvre typhoïde, grave, simple.

18e OBSERVATION.

Délire, soubresauts des tendons, répartition inégale de la chaleur, air d'hébétude, irrégularité du pouls, émissions involontaires des urines, ulcérations aux lèvres, sangsues, sulfate de quinine à haute dose, guérison.

Alazard, du Rasteau, 18 ans, tempérament nerveux, fut pris, sans cause connue, le 26 septembre 1834, d'un frisson général, et pendant plusieurs jours il éprouva du malaise avec lassitudes dans les membres et douleur de tête assez forte, bouche pâteuse et point d'appétit ; il s'alita et je fus appelé auprès de lui le 30.

Couché en supination, pommettes un peu rouges, yeux luisants, langue blanche, pâteuse, sèche, un peu rouge sur les bords et à la pointe, plaques blanches sur les gencives et à la voûte palatine, soif légère, peau chaude, pouls 90 irrégulier; douleur de tête générale, ventre souple, sans douleur ni météorisme, point de selles.

(Tisane de riz, diète absolue.)

Je ne retourne chez le malade que le 28 octobre au matin; j'apprends qu'il a déliré dans la nuit, qu'il s'est levé et a uriné à terre, quoique son vase de nuit fût placé au lieu accoutumé; la douleur de tête n'a pas augmenté.

Commencement de surdité, réponses lentes, air d'hébétude, quelques soubresauts dans les tendons, pouls 100, présentant toujours de l'irrégularité, la joue droite est chaude, la gauche a une température moins élevée, quoique le malade soit couché sur le dos. Je lui dis de tirer la langue, il la sort avec promptitude et la retire aussitôt; elle est devenue rouge sur les bords, les plaques des gencives sont plus abondantes, soif, ventre légèrement météorisé, un peu douloureux sur la région épigastrique.

(20 sangsues à l'anus, continuation de la tisane et de la diète, cataplasmes émollients sur le ventre.)

Les sangsues coulent bien, le malade est mieux, les idées deviennent plus nettes dans la journée, la nuit suivante est meilleure que la précédente, il n'y a point eu de délire.

3 au matin, le malade répond très-bien aux questions que je lui adresse, il sort la langue sans mouvements brusques, elle n'est plus sèche, la douleur de tête est la même, l'irrégularité du pouls existe toujours, il est moins accéléré, chaleur uniformément répandue sur tout le corps, ventre toujours un peu météorisé, quelques taches typhoïdes sur la poitrine.

La nuit d'après, délire violent, le malade veut se lever. Au jour, je suis appelé pour me rendre auprès de lui.

J'y trouve mon ami le docteur Bourbousson. Le délire a cessé, mais il existe de la stupeur, et ce n'est qu'en remuant le malade et en élevant la voix, que nous pouvons obtenir de lui quelques réponses, augmentation des taches typhoïdes, ventre un peu plus météorisé, deux ulcérations à la partie interne de la lèvre inférieure.

Nous attendons encore un peu; la stupeur est moindre, le pouls s'est un peu ralenti.

(36 *grains de sulfate de quinine, en* 4 *heures, continuation des autres moyens.*)

5 au matin, Alazard est à peu près dans le même état où nous l'avions laissé la veille, il n'y a point eu de délire.

(20 *grains de quinine.*)

6. Les idées se sont embarrassées encore sur les dix heures du soir, délire dans la nuit, mais moins violent que celui qui était survenu précédemment, le malade a uriné sous lui, sans en avoir la conscience.

Stupeur assez prononcée, en pressant le poignet je sens quelques légers soubresauts des tendons, toujours irrégularité du pouls.

(60 *grains de sulfate de quinine à prendre en trois heures, par paquets de 5 grains.*)

7 au matin, le délire n'a pas reparu, la stupeur est la même.

(30 *nouveaux grains de quinine.*)

Plus de délire dans la nuit suivante; mais il existe encore de la stupeur et de la surdité ; les urines sont rendues volontairement.

Le 9, il n'y a plus eu de délire, moins de stupeur, et tous les symptômes fâcheux se sont amendés; chaque jour amène un peu de mieux; des lavements font rendre une matière un peu rougeâtre dans les commencements, fétide, plus tard; les selles sont plus liquides et jaunâtres, la bouche se nettoie, et le 20 la convalescence s'établit.

Cette observation nous a présenté tous les caractères de la fièvre ataxique ; délire, soubresauts des tendons, irrégularité du pouls, distribution inégale de la chaleur, elle a offert en même temps les symptômes typhoïdes les mieux tranchés et des redoublements qui ont pris le type tierce et qui ont été on ne peut plus faciles à saisir; aussi à l'expiration du second, nous empressâmes-nous, avec M. Bourbousson, d'administrer le sulfate de quinine à la dose de trente-six grains, d'en donner encore des doses assez fortes après, et on a vu quel a été le résultat de cette médication dans une maladie qui se présentait sous un aspect aussi fâcheux.

Dans l'observation suivante, recueillie sur un voisin d'Alazard, pris de l'affection typhoïde quelques jours après lui, nous allons voir des effets encore plus marqués du sulfate de quinine donné à des doses très-fortes.

19e OBSERVATION.

Symptômes adynamiques au début, délire et coma ; selles couleur chocolat, sangsues, sulfate de quinine à haute dose, guérison.

Marcel, âgé de quinze ans, peu fort, naturellement mou, est logé chez son beau-frère depuis la mort de ses père et mère ; quoique ne se livrant pas à des travaux pénibles, il crut un jour, en s'occupant aux champs, avoir eu froid, étant en sueur, et attribue à cette cause des douleurs qu'il éprouve dans les reins pendant quelques jours ; on essaie, mais inutilement, de le faire suer en lui donnant une forte décoction de sureau et de coquelicot et en l'accablant après de couvertures. Il survient du dégoût, des nausées, un état de malaise indéfinissable et perte complète de l'appétit. Marcel est sans force ; s'il veut se placer debout, la tête lui tourne comme s'il était ivre et il est obligé de s'asseoir d'abord, et de se coucher ensuite. Je fus appelé auprès de lui le 6 octobre 1834.

Décubitus sur le dos, légère rougeur des pommettes, céphalalgie sus-orbitaire, surdité assez prononcée, langue un peu brune à son milieu, couleur naturelle sur ses bords, peu de soif, gencives tapissées d'une matière un peu brunâtre, comme poisseuse, narines pulvérulentes, affaiblissement de la contractilité musculaire ; en élevant la voix le malade entend et répond assez bien, mais avec beaucoup de lenteur, aux questions qui lui sont faites ; peau chaude, pouls ne s'éloignant pas de l'état naturel par la force et la fréquence, ventre assez météorisé, point douloureux, selles nulles, urines coulant assez bien, limpides et rendues volontairement, taches typhoïdes.

(*Tisane d'orge, diète.*)

7 au matin, fatigue ; on a de la peine à faire tenir le malade assis sur son lit pour lui faire rendre ses urines.

Sa sœur me rapporta que la veille, à une heure de l'après-midi, la figure de son frère était devenue pâle tout-à-coup, que pendant une demi-heure il avait poussé quelques gémissements et qu'il avait ensuite paru être un peu plus fatigué, que vers minuit il était survenu de la rougeur à la figure et qu'il avait divagué pendant une heure, que pourtant il n'avait jamais refusé de boire.

Je trouve le ventre un peu plus tendu et légèrement douloureux à la pression sur le flanc droit.

(12 sangsues à l'anus, cataplasmes émollients sur l'abdomen.)

8. Toutes les parties du corps sont égales en température, la région hypogastrique n'est pas tendue, ce qui nous confirme que le malade n'urine pas par regorgement ; il y a de la stupeur. A une heure et dix minutes, figure pâle, le bout du nez et la pointe des orteils deviennent froids, mais ils reprennent bientôt leur chaleur naturelle, quelques instants après le malade est un peu agité, il pousse quelques gémissements, il n'y a pas de délire, les pommettes rougissent, le pouls s'accélère légèrement, et sur les quatre heures, Marcel est dans le même état où je l'avais trouvé en arrivant.

Je venais d'apercevoir un petit redoublement, je me décide à coucher au Rasteau ; à onze heures du soir quelques cris plaintifs sont poussés par le malade ; douleur dans les extrémités inférieures, point de refroidissement nulle part ; à minuit le pouls s'élève à 90 pulsations, la chaleur de la peau augmente, les pommettes rougissent, délire, mais les paroles prononcées n'ont ni sens ni suite, en l'interrogeant à haute voix et en le remuant fortement, il ouvre les yeux, fixe sans expression et répond pourtant assez juste aux questions qu'on lui adresse ; mais il baisse de nouveau les paupières involontairement, délire, il lâche encore une fois sous lui une matière jaunâtre, extrêmement fétide ; à trois heures du matin, le coma remplace le délire et nous ne pouvons arracher aucune parole au malade, au jour il ouvre un peu les yeux et demande à boire.

Pouls moins accéléré, pommettes moins rouges ; je m'empresse de donner par la bouche, en 2 heures de temps, 40 grains de sulfate de quinine, le redoublement diurne ne paraît pas, mais celui de la nuit revient avec autant d'intensité que la veille, et le 10 au matin, le malade est dans un état de stupeur profonde, figure décomposée, il a lâché trois fois sous lui une matière couleur chocolat, extrêmement fétide, sueur visqueuse répandue sur tout le corps, fuliginosités des gencives, météorisme plus considérable, dents recouvertes d'une matière noire visqueuse, la langue ne peut être tirée en-deçà des lèvres, elle est brune, fendillée et sèche, la bouche exhale une odeur désagréable, figure cadavéreuse, pouls se laissant facilement déprimer, peu fréquent, deux épistaxis ; nous ne pouvons obtenir aucune réponse, les paupières restent fermées, et lorsque nous approchons une lumière pour examiner le fond de la bouche, elles se contractent convulsivement.

(60 grains de sulfate de quinine sont donnés en six heures de temps par prise de cinq grains.)

11 au matin, il n'y a eu dans la nuit qu'un délire très-court et un peu de rougeur aux pommettes, cinq à six selles involontaires, émission des urines sans que le malade le sache, les autres symptômes sont à peu près les mêmes.

(50 *nouveaux grains de quinine à prendre dans la journée.*

12. Il n'y a plus eu de redoublements, le malade lâche toujours sous lui ; langue plus humide, stupeur moins prononcée, pouls un peu relevé ; nous obtenons avec peine quelques réponses ; Marcel relève ses paupières et les baisse immédiatement ; les yeux semblent nager dans un liquide transparent.

13. Le malade boit bien, mais il est toujours très-abattu, les yeux paraissent moins noyés, il a la connaissance de ce qui se passe autour de lui, toujours selles et émission des urines involontaire.

Quelques taches rouges-brunes sur le ventre et sur la poitrine, nous recommandons une très-grande propreté.

15. A peu près même état, quoique le pouls offre encore de la fréquence et qu'il ne présente point de faiblesse ; nous conseillons pourtant de faire prendre au malade un peu de bouillon bien dégraissé.

16. Le pouls est plus fort, les pommettes rouges, le ventre météorisé et douloureux.

(*Cessation des bouillons, tisane de riz un peu forte édulcorée avec du sirop de gomme.*)

Chaque jour amène un peu d'amélioration.

Le 25, la bouche commence à se débarrasser de ses fuliginosités, le météorisme diminue, un peu de bouillon est supporté, et le 2 novembre la convalescence s'établit. Nous voyons le malade jusqu'au 15 pour diriger convenablement l'alimentation ; il ne reste à cette époque ni météorisme ni douleur abdominale, le malade peut se lever deux heures chaque jour ; l'eschârre qui s'était formée au sacrum se détache, la plaie est pansée avec du cérat, et à mesure que le malade prend des forces, la tête se voit dépouillée de ses cheveux.

———

Cette maladie intéressante à examiner sous plus d'un rapport, a présenté dès son début, de la manière la plus nette, tous les caractères propres à ce qu'on appelle la fièvre adynamique ; nous pouvons dire que de tous les faits que nous avons à rapporter, nous n'en possédons aucun qui, dès le début, aient offert des signes plus

tranchés; l'exposé des symptômes ne peut rendre qu'im-
parfaitement ce que la vue faisait éprouver. On aurait
dit Marcel un cadavre dans la matinée du dix; d'après
ce qui nous avait été rapporté et d'après ce que nous vîmes
nous-mêmes dans les 24 heures que nous restâmes auprès
de lui, nous nous hâtâmes bien vîte de donner 40 grains
de sulfate de quinine, pour arrêter des redoublements
doublés quotidiens, qui menaçaient à un si haut point la
vie du malade; ces 40 grains n'arrêtèrent que le redoublement diurne, le plus faible des deux.

60 grains donnés le lendemain ne firent pas entièrement disparaître celui de la nuit; mâis 50 nouveaux
grains administrés le 11 dans la journée, le firent entièrement cesser.

Sans vouloir nous faire un mérite d'avoir reconnu de
bonne heure des redoublements si peu marqués, nous
pouvons dire cependant qu'il fallait une grande assiduité
et quelque usage pour pouvoir les saisir. Combien de
praticiens n'auraient-ils pas pris pour une fièvre adynamique continue une maladie qui présentait pourtant deux
redoublements dans les 24 heures ? Et quel eût été le
sort du malade, si ces redoublements eussent été né-
gligés, ou bien si, après les avoir constatés, on se fût
borné à donner la quinine à des doses fractionnées ? Des
redoublements doubles quotidiens, dans des cas graves

comme celui-ci, sont bien à redouter ; s'ils sont méconnus dans les commencements, les deux accès se confondent, ils deviennent, en un mot, sub-intrans, et on sait alors quelle est la gravité qui les accompagne.

Quoique le pouls ne fût pas misérable, en raison des symptômes profondément adynamiques que présentait Marcel, je crus devoir donner un peu de bouillon pour relever les forces ; je m'aperçus le lendemain, à la rougeur des pommettes, au développement de l'artère, au météorisme et aux douleurs abdominales, que je m'étais trop pressé ; je cessai de suite toute alimention et il en a généralement été dans les cas graves comme dans ceux plus benins que j'ai rapportés ; le bouillon ne put être supporté qu'alors que la bouche se débarrassait des matières qui s'y étaient accumulées.

Marcel n'est pas le seul qui ait vu sa tête se dépouiller de ses cheveux ; nous citerons d'autres exemples analogues.

L'émission des urines a été involontaire chez ces deux malades ; dans ces cas, le médecin doit avoir l'œil fixé sur la vessie ; le cerveau étant pris, la vessie partage cette espèce de paralysie musculaire générale que l'on observe dans la forme adynamique, les urines s'accumulent et les malades ne les rendent que par regorgement ; la moindre négligence alors serait fatale : il faut se hâter de vider la vessie au moyen de la sonde pour prévenir la gangrène, à laquelle les malades sont d'ailleurs tant disposés dans les affections typhoïdes. Le fait suivant va nous fournir un exemple de cette accumulation dans les commencements de la maladie.

20e OBSERVATION.

Adynamie dès le début, bouche remplie d'une matière collante, sueur visqueuse, rétention d'urine; sulfate de quinine, guérison.

Femme Arnaud, de St-Romain-en-Viennois, âgée de 28 ans, tempérament mou, avait perdu de bonne heure un enfant qu'elle avait mis heureusement au monde, et allaitait depuis un enfant étranger, bien portant; elle n'avait éprouvé aucune fatigue depuis ses couches, lorsque le 30 juillet 1841, elle ressentit, sans en reconnaître la cause, des frissons suivis de chaleur, la tête lui fait mal, elle était abattue, la langue était sale, quelques envies de vomir, tournoiements de tête; elle s'alita.

M. Castanié, médecin ordinaire de la malade, fut appelé le 2 août et constata ce qui suit :

Couché en supination, sueur visqueuse sur tout le

corps, yeux ternes, abattus, douleur de tête générale, tournoiements, surdité, langue recouverte d'une matière muqueuse, collante, gencives et tout l'intérieur de la bouche tapissés de la même matière, peau chaude, pouls plutôt faible que fort, pulsation, 90; peu de soif, ventre tendu, un peu douloureux à la pression, point de selles.

(*15 sangsues sur l'épigastre, tisane de riz, diète.*)

Le lendemain matin, M. Castanié trouve la malade plus fatiguée et demande l'assistance d'un confrère.

Couché en supination, contractilité musculaire nulle, figure exprimant la souffrance et l'abattement, tête douloureuse, idées obscures, réponses lentes, il faut parler haut pour se faire entendre; nous apprenons qu'il y a eu du délire dans la nuit, le pouls est peu fort, la peau est visqueuse, la bouche dans le même état où l'avait trouvée la veille M. Castanié.

Emission des urines involontaire; le ventre exploré, je trouve sur la région hypogastrique une tumeur ronde, proéminente, sans douleur; une sonde est introduite dans la vessie et il en sort environ six litres d'une urine trouble, nauséabonde, la malade se sent soulagée, le ventre reste un peu tendu, point douloureux.

(*Tisane de riz, diète absolue*).

4 au matin, les parents nous apprennent que vers les dix heures du soir il y avait eu beaucoup d'anxiété, que la malade ne trouvait aucune bonne place dans son lit, qu'elle poussait des cris involontaires, que la figure était rouge et qu'il survint du délire ; abattement plus grand que la veille, pouls le même, la sonde emmène environ trois litres d'urine.

60 *grains de sulfate de quinine* ; il faut le soir introduire de nouveau la sonde.

La nuit a été seulement un peu agitée, il n'y a pas eu de délire.

60 *grains de quinine en deux jours*, et les redoublements ne reparaissent plus.

Le 9, la malade demande son vase de nuit et urine dès cette époque ; la sonde ne fut plus introduite, la bouche se débarrassa quelques jours après de ses fuliginosités, des bouillons furent prescrits, et la malade marcha bien vite vers un complet rétablissement.

Voilà encore un exemple bien prononcé d'adynamie dès le début, ce qui a été assez rare ; les membres sem-

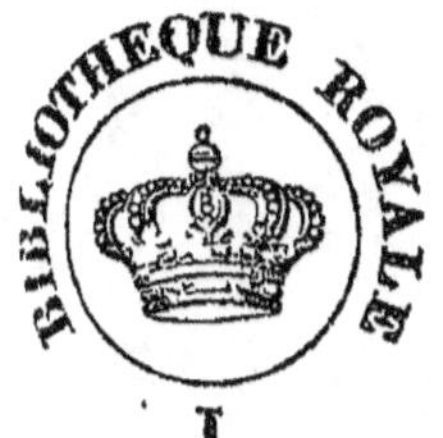

I

blaient être paralysés, la vessie participait à cet état, elle était très-distendue par l'urine qui déjà avait contracté une odeur repoussante et qui n'aurait pas tardé, par sa présence, à devenir une complication funeste, si de bonne heure on ne l'eût expulsée par la sonde

L'examen très-attentif de la maladie nous avait fait reconnaître une lésion rémittente du cerveau ; nous ne pouvions, dans le moment de la rémission, nous rendre raison des symptômes graves que nous observions que par l'existence d'une de ces fièvres que les anciens appelaient larvées, et qui pour nous ne sont que des redoublements plus ou moins difficiles à saisir ; aussi recommandâmes-nous aux parents d'aviser en notre absence aux changements qui pourraient survenir ; nous reconnûmes bien vîte qu'il existait des redoublements, et on a dû s'apercevoir combien furent prompts les bons effets obtenus par le sulfate de quinine, et avec quelle rapidité fut terminée une maladie qui s'annonçait par des symptômes aussi profondément fâcheux.

La bouche de cette malade fut, comme celle de Marcel, tapissée d'une matière poisseuse, collante ; comme celle de Marcel, la sueur était visqueuse, et dans la forme adynamique nous avons presque constamment vu cette particularité que nous ne pouvons expliquer, mais que nous avons dû signaler à cause de sa fréquence.

21e OBSERVATION.

Etat benin au début, aggravation dix huit jours après l'invasion ; délire ; coma, pendant lequel le malade paraît approcher de sa fin ; signes les plus prononcés d'une adynamie profonde, légère émission sanguine ; sulfate de quinine à très haute dose, guérison.

Bourget, propriétaire à Faucon, 35 ans, lymphatique, n'ayant jamais été malade, éprouva, le 15 décembre 1838, à la suite d'un refroidissement, des douleurs dans tous les membres, perte d'appétit, nausées, céphalalgie ; aucun médecin ne le voit ; il continue pendant quelques jours de prendre des aliments.

Le 20, M. Castanié est appelé et trouve Bourget assez abattu ; il a de la fièvre, la peau est chaude, météorisme léger avec douleur peu forte.

Tous les jours, sur le soir, il y a un peu plus de fatigue qui se continue dans la nuit.

(*15 sangsues à l'anus.*)

Cet état persiste sans aggravation notable des symptômes jusques au 3 janvier ; mais le 4, sur les cinq heures du soir, le malade perd connaissance, le délire s'empare de lui, la nuit est très-agitée ; au jour, état comateux , cependant en criant fortement il ouvre un peu les yeux et les referme aussitôt.

5 , à peu près à la même heure que la veille, même état , le délire est plus violent que la nuit précédente ; je suis appelé de très-grand matin.

Je trouve le malade plongé dans un profond sommeil, je le pince fortement, il n'éprouve aucune sensibilité, les membres semblent être paralysés, la vessie n'est pas chargée d'urines , et l'émission en est involontaire ; selles nulles ,. narines pulvérulentes, bouche, un peu béante, gencives et dents recouvertes de fuliginosités noirâtres, desséchées ; langue noire, fendillée, sèche ; lèvres sèches et gercées ; les liquides sont avalés avec peine, le malade repousse une partie de ceux qu'on lui donne ; ventre météorisé, peau chaude, pouls 90, peu fort, sueur visqueuse générale, plaques rouges répandues çà et là sur tout le corps ; il y a eu deux épistaxis.

M. Castanié et moi pensâmes que le malade était encore dans un redoublement , et, malgré la gravité qu'il présentait, nous n'osâmes administrer le sulfate de quinine. Je reste à Faucon ; à une heure de l'après-midi, la sueur cesse, Bourget ouvre un peu les yeux, regarde d'un air étonné, et quoique ne pouvant parler, on s'apercevait qu'il avait la conscience de ce qui se passait autour de lui.

Nous donnons de suite, par la bouche, 10 grains de sulfate de quinine en une seule prise, un instant après la figure rougit, le pouls se développe, quelques gémissements ont lieu, le bout du nez se refroidit, c'est un nouveau redoublement qui commence, il survient du délire qui cesse deux heures après et auquel succède un coma profond.

6 de très-grand matin ; le coma persiste toute la nuit, face cadavéreuse, pouls petit, extrêmement fréquent, sueur visqueuse sur tout le corps, selles et émissions des urines involontaires, l'œil est à moitié fermé et la pupille tirée en haut, nous crûmes, avec M. Castanié, que Bourget ne sortirait pas de ce redoublement.

La femme du malade, jeune personne, vive et très-aimante, avait été arrachée d'auprès de son mari et transportée chez ses parents, pour la soustraire au triste spectacle d'une mort qui paraissait prochaine.

A midi, le malade ouvre les yeux, les promène sur les assistants et les referme ; mais il n'entend point, ne parle pas ; ne pouvant faire ouvrir la bouche, nous l'ouvrons de vive force, et introduisons non sans de grandes difficultés 60 grains de sulfate de quinine en une heure de temps, par prise de 10 grains : il y en a un peu de rejeté ; frictions sur les membres avec 40 grains, et à deux heures et demie, le redoublement s'annonce comme la veille ; délire pendant une heure seulement, coma profond ensuite, sensibilité nulle, les liquides ne peuvent être avalés, on humecte les lèvres avec un linge mouillé.

(*Un vésicatoire à chaque jambes, sinapismes aux extrémités.*)

Le 7 à huit heures du matin, Bourget sort de cet état. Il ouvre les yeux et prononce quelques mots, sa femme apprend ce changement et rien ne peut la retenir, elle vole vers son mari ; connaissant sa vive exaltation, nous voulions l'empêcher d'arriver jusqu'à lui, d'abord pour mieux profiter du temps qui se présentait pour administrer le sulfate de quinine, et ensuite pour éviter au malade de trop vives émotions, qui pouvaient tant lui être funestes ; mais tous nos efforts furent inutiles : après les premiers moments d'épanchements, nous pûmes donner la quinine, et de huit heures et demie à onze heures, nous en fîmes passer 80 grains par la bouche. A 4 heures seulement, il y eut augmentation de la chaleur et de la rougeur, le pouls qui était à 70 monte à 90, les idées furent un peu confuses, mais cet état cessa bientôt et fut remplacé par un sommeil tranquille, qui se prolongea jusqu'à minuit ; à cette heure, il s'éveille et demande à boire ;

M. Castanié qui était resté, lui donne encore 60 grains de quinine à l'intérieur et en saupoudra avec 20 grains les vésicatoires.

Le 8, il n'y a plus de redoublements, mais pourtant le malade est bien abattu, les fuliginosités des gencives et des dents ont diminués, la langue et les lèvres sont humides, l'émission des urines est volontaire, quatre ou cinq selles liquides, sueur moins visqueuse, le pouls est à 70, assez satisfaisant, le ventre un peu météorisé et légèrement douloureux à la pression sur le flanc droit.

(20 grains de quinine sur les plaies, 10 grains à l'intérieur.)

Les redoublements ne reparaissent plus, je cesse de voir le malade ; M. Castanié continue à lui donner des soins ; pendant un mois il y a toujours de la diarrhée et les aliments, quelques légers qu'ils soient, fatiguent. Ce n'est qu'en mars que Bourget peut supporter une alimentation un peu solide, et, quoique plus tard les aliments passent bien, que le ventre ne soit pas fatigué, les forces ne peuvent revenir, et à la moindre fatigue, une sueur abondante se répand sur tout le corps ; ce n'est que quatre mois après l'invasion de la maladie, que Bourget peut reprendre ses travaux habituels.

Cette maladie, l'une des plus graves que nous ayons vu, n'offrit pendant dix-neuf jours rien qui put inquiéter ; elle paraissait être assez bégnine, lorsque le 4 janvier, à peu peu près à l'heure où chaque jour il y avait exacerbation, des symptômes formidables se montrèrent ; à un délire succédait un coma profond et une espèce d'agonie, le redoublement durait 23 heures sur 24, et le peu de mieux qui survenait, s'annonçait par la diminution de l'état comateux ; le malade ouvrait un peu les yeux, et quoique ne parlant point, on s'apercevait qu'il avait la conscience de ce qui se passait autour de lui.

Nous profitâmes des soixante minutes de mieux que nous eûmes, pour donner, le six, premier jour où je fus appelé, dix grains de sulfate de quinine, nous ne pûmes en donner davantage, parce qu'un nouveau redoublement reparut presque de suite après son administration ; celui du sept, après des symptômes d'une véritable agonie, cesse à midi, et en peu de temps, nous administrons 60 grains de quinine à l'intérieur et 40 grains en frictions.

Le lendemain à huit heures, le redoublement cesse, nous nous empressons d'en donner 80 grains par la bouche, il survient encore un redoublement mais beaucoup moins violent que les précédents et cesse à minuit. M. Castanié en donne de suite après encore 60 grains à l'intérieur et en saupoudre les plaies des vésicatoires avec 20 grains. Nous ne pouvons mettre en doute que les dix premiers grains donnés n'aient abrégé d'une heure la durée de l'accès, car les redoublements de cette violence, tendent constamment à devenir sub-intrans, et ici il y a eu une heure de plus d'intervalle qui nous fut d'un bien grand secours ; nous pûmes faire passer une dose assez forte de quinine, et le redoublement suivant se termina le lendemain matin à huit heures, nous eûmes alors tout le temps nécessaire pour l'administration de cette substance, et on a vu quels en furent les effets; peu à peu les redoublements cessèrent, pourtant un peu de quinine fut encore donné, et c'est ce que l'on doit toujours faire pour prévenir des rechutes.

Dans des cas semblables, le médecin n'a pas de temps à perdre, les moments sont pressants, et s'il ne sait en profiter, le malade succombe.

Je ne puis m'empêcher de rapporter la 25e observation, page 154, de la *Clinique médicale* de M. Andral, et les réflexions judicieuses que fait ce savant professeur sur cette observation, qui a tant d'analogie avec celle que je viens de rapporter.

Un charpentier, âgé de 36 ans, d'une très-forte constitution, fut apporté à la Charité le 25 juin 1840, dans un état de délire, qui ne permit point de savoir de lui l'invasion et la marche de sa maladie, on apprit de ceux qui l'amenèrent, qu'il était malade depuis huit jours.

État du 25. Décubitus sur le dos, pommettes rouges, yeux à demi-fermés, bouche béante, lèvres noires et sèches, langue noire, fendillée, douleur à l'épigastre et à la région cœcale par la pression, constipation, pouls faible et fréquent, peau sèche et brûlante, éruption sur l'abdomen, principalement à l'épigastre, de boutons à base rouge dont le sommet était surmonté d'une large vésicule, encore transparente dans les uns, opaque et contenant un véritable pus dans les autres.

Le malade se plaignait beaucoup ; il comprenait avec beaucoup de peines les questions qui lui étaient adressées, il semblait avoir complètement perdu le souvenir de choses passées.

(15 *sangsues à l'anus, un vésicatoire à une cuisse, décoction d'orge, limonade minérale.*)

Dans la journée il délire complètement, dans la matinée du 26, langue plus humide, une selle, même état du reste ; 4 *sangsues de chaque côté du cou.*

Le 27, sueur de la face et des extrémités supérieures, pas de changement d'ailleurs.

(Tisane d'orge, limonade minérale, décoction de poligala, une tasse de vin.)

Le 28, tuméfaction très-douloureuse de la parotide droite, langue noire, point de selle, ventre souple paraissant insensible à la pression, les boutons de l'épigastre étaient tout blancs, varioliformes, le pouls était petit et fréquent, le malade était plongé dans un délire tranquille et continu ; *même prescription.*

Le 29, nous trouvâmes la face, le cou et les membres thoraciques couverts de sueur, comme le 27.

Le 30, le délire persistait, la prostration augmentait, le pouls, très-fréquent, était d'une petitesse extrême, la peau brûlante, la langue restait sèche et brune, le ventre était souple, la constipation opiniâtre, la parotide se développait de plus en plus, un lavement de quinquina fut ajouté à la prescription des jours précédents.

A quatre heures du soir, l'œil était éteint, à moitié fermé, soubresauts des tendons très-multipliés, céphalalgie, marmottement continuel.

Dans la matinée du 1er juillet, la face avait une expression plus naturelle, l'œil moins terne s'ouvrait de temps en temps, le malade poussait par intervalles de profonds gémissements, il faisait effort pour répondre aux questions, mais ne pouvait rien articuler ; il montrait assez facilement sa langue lorsqu'on la lui demandait, elle était sèche, moins fendillée, point de selle, parotide plus grosse et plus dure ; *même prescription.*

A deux heures de l'après-midi, face cadavéreuse, dilatation passive des buccinateurs à chaque expiration, marmottement continuel, pouls très-faible et trop fréquent pour pouvoir être compté.

Le 2 juillet, cet état d'agonie persistait ; (*infusion aqueuse de quinquina, orge, limonade minérale, deux sinapismes.*)

Nous crûmes que le malade succomberait dans la journée, cependant quel fut notre étonnement, lorsque dans la matinée du 3, nous trouvâmes une amélioration sensible, la face en particulier avait un bien meilleur aspect, le malade comprenait les questions, mais n'y répondait point, il tirait lentement et avec peine sa langue, elle était humide, visqueuse, moins noire, les dents étaient nétoyées, la peau était sans chaleur, le pouls faible, même état de la parotide, dessication d'une grande partie des boutons de l'épigastre ; *même prescription.*

A quatre heures du soir, la face avait repris de nouveau un aspect cadavéreux, le malade ne paraissait plus entendre les questions comme le matin, la paupière s'abaissait à moitié sur l'œil presque éteint, les buccinateurs se dilataient comme la veille.

Dans la matinée du 3 juillet, une nouvelle amélioration avait eu lieu, le malade entendait et pour la première fois il parvint à articuler quelques mots de suite, la langue était humide et nette, le ventre plat et indolent, une selle avait eu lieu depuis quarante-huit heures, la parotide était très-volumineuse, une grande quantité de pus s'écoulait par l'oreille ; *même prescription.*

A quatre heures après midi, le mieux du matin avait disparu, un état tout-à-fait semblable à celui de la veille à pareille heure l'avait remplacé.

Le malade succombe le 4, à sept heures du matin.

Ouverture du cadavre faite vingt-cinq heures après la mort : demi-marasme, muscles noirâtres, poisseux, parotide faisant un relief sensible sur la partie latérale de la tête et du cou, une grande quantité de liquide sanieux et grisâtre séparait les granulations de la glande, immédiatement au-dessous du pavillon de l'oreille se trouvait un petit foyer purulent, on fit aisément pénétrer par ce petit foyer une sonde jusque dans le conduit auditif externe.

CRANE. Le cerveau, non plus que ses membranes, n'offrit rien de notable, un peu de sérosité existait dans les ventricules, les veines qui se rendent dans le sinus longitudinal supérieur, contenaient des bulles d'air en assez grande quantité, résultat probable de la décomposition.

THORAX. Le tissu lamineux du médiastin était gonflé par des gaz qui lui donnaient une grande ressemblance avec la surface externe du poumon des reptiles, la péricarde contenait une quantité notable de sérosité citrine, le cœur était un peu flasque, vide de sang ; les poumons étaient parfaitement sains, celui du côté droit adhérait aux côtes par des brides celluleuses anciennes, les bronches de ce côté étaient rouges.

ABDOMEN. L'estomac était un peu resserré sur lui-même dans sa portion pylorique, les intestins grêles avaient leur volume naturel, le gros intestin offrait des resserrements dans divers points de son étendue, la surface interne de l'estomac était parfaitement blanche dans toute sa portion splénique, mais la portion pylorique était fortement injectée, la surface interne du duodénum, ainsi que celle des cinq sixièmes supérieurs environ de l'intestin grêle, était tapissée par du mucus mêlé à de la bile jaune ; toute cette portion de l'intestin était d'ailleurs très-saine, blanche et transparente, en quelques points seulement existait une faible injection du réseau capillaire sous-muqueux, dans le sixième inférieur de l'intestin grêle, la membrane muqueuse présentait cinq ou six ulcérations à bords irrégulièrement découpés, et dont le fond rougeâtre était formé par la tunique musculeuse mise à nu entre elles, la membrane muqueuse n'était que médiocrement injectée, les ganglions mésentériques correspondants étaient d'un rouge brunâtre et tuméfiés, le gros intestin , rempli de matières consistantes et jaunâtres, était parfaitement blanc.

La rate avait son volume ordinaire, tous les autres viscères étaient sains.

____

La marche de cette maladie est digne de fixer notre attention, dit M. Andral, aucun changement n'eut d'abord lieu, soit en bien soit en mal, dans les premiers jours, et vu les symptômes très-graves qui existaient, c'était déjà beaucoup que l'état du malade restât stationnaire ; mais ensuite il s'établit chaque soir une *sorte de redoublement* pendant la durée duquel on observait une véritable agonie.

N'était-ce pas une sorte de fièvre rémittente pernicieuse, et le quinquina donné plenis manibus, comme disait Picquer, *avant le retour du redoublement, ne l'aurait-il pas prévenu ?*

C'est après le quatrième redoublement que le malade succomba; mais il est digne de remarquer que la mort ne survint que le matin, époque à laquelle les symptômes immédiatement mortels de l'après-midi, avaient l'habitude de cesser.

C'est surtout dans la matinée du 3 juillet, qu'une dose

de quinquina aurait pu être administrée dans le but que nous venons d'indiquer, car alors la langue présentait à peu près son aspect physiologique, et il y avait très-peu de fièvre.

La parotide dont nous pûmes suivre le développement ne fit qu'aggraver l'état du malade.

Des sueurs partielles se manifestèrent sans avantage le douzième et quatorzième jour.

Une éruption semblable à celle qui couvrit l'épigastre n'est pas un phénomène commun dans les fièvres, elle parut n'exercer aucune influence sur la marche de la maladie.

Le délire ne peut être expliqué par aucune lésion du cerveau et de ses membranes. L'estomac lui-même ne présentait qu'un médiocre degré de phlegmasie, tel qu'on l'observe chez beaucoup d'individus qui n'ont eu aucun symptômes ataxique ou adynamique, et dont la langue surtout n'a jamais été ni sèche ni noire.

La lésion de l'intestin grêle, toujours de même nature que celle que nous ont offerte les autres observations, reste seule pour expliquer tous les symptômes.

Observons encore que, chez ce malade, comme chez le précédent, une constipation opiniâtre coïncidait avec l'état sain du gros intestin.

Oui, M. Andral, vous aviez bien raison, c'était le quinquina donné *plenis manibus,* qui convenait à ce malade,
c'était le quinquina, ainsi que vous l'avez si bien pressenti,
qu'il fallait administrer, et ce charpentier, comme Bourget, aurait été probablement rappelé à la vie. Vous ne
pouviez dans ce moment suivre l'impulsion de votre génie;
ce n'était pas vous qui traitiez les malades, vous avez mis
sur la voie, votre idée a été féconde, gloire à vous!

22ᵉ OBSERVATION.

Symptômes de fièvre inflammatoire, muqueuse buccale rouge,
enflammée ; ulcérations au voile du palais, redoublements avec
délire, émission sanguine, sulfate de qninine, guérison.

Jusqu'ici nous n'avons cité que des faits que nous avons
observé chez des familles différentes ; nous allons en rapporter qui se sont montrés en même temps dans la même
campagne.

A peu de distance de Vaison se trouve la petite commune de St-Marcellin ; sur le penchant d'une colline, au
bord d'un petit torrent rapide, vivent dans une habitation bien aérée, le frère et la sœur avec leurs enfants.

Liautaud, chef d'une des deux familles, âgé de 55 ans,

bien musclé, nerveux, ressent, le **10** décembre **1834**, des douleurs dans toutes les parties du corps; il s'alite et fait appeler **M.** Castanié; ce médecin lui prescrit une tisane adoucissante et la diète.

Le mal augmentant, je suis mandé le **16** au matin; je trouve Liautaud couché sur le dos, figure animée, pommettes rouges, yeux luisants, céphalalgie sus-orbitaire, lèvres rouges et sèches, gencives offrant des plaques blanches nombreuses, et rougeur vive dans les espaces laissés par ces plaques; langue rouge dans toutes ses parties, deux ulcérations larges, irrégulières, rouges au voile du palais, aucune douleur à l'épigastre, soif vive, ventre légèrement tendu sur la région ombilicale, un peu douloureux, le malade n'est pas allé à la selle depuis le commencement de sa maladie; les urines coulent bien, elles sont rouges, limpides, sans sédiment, peau brûlante, sèche, pouls **110**, développé; on dit n'avoir point observé de redoublements.

(*Saignée de 12 onces, tisane émolliente, diète absolue.*)

17. Nous apprenons que hier le malade voulait se lever et ce ne fut qu'avec peine qu'on put le retenir dans son lit, lui, assure ne point se rappeler cette circonstance; quelques soubresauts dans les tendons, les autres symptômes sont les mêmes que ceux d'hier.

Nous restons dans la campagne ; une heure après notre arrivée, Liautaud nous fixe d'un œil égaré, il prononce des paroles sans suite et veut se lever, nous l'engageons à rester dans son lit, il y consent : cet état dure une heure, au bout de laquelle survient un assoupissement profond, le pouls n'a augmenté ni en fréquence ni en force.

L'assoupissement cesse le soir à 4 heures.

(30 *grains de sulfate de quinine.*)

La nuit est assez bonne : 20 *grains de quinine* pris le matin au jour ; les idées ne se troublent plus, mais l'accélération du pouls, la chaleur de la peau, un feu brûlant dans la bouche continuent d'exister ; les ulcérations du voile du palais sont très-douloureuses, le malade est obligé d'humecter sans cesse sa bouche avec des substances adoucissantes pour s'éviter de cruelles souffrances; lorsqu'il dort, il lui faut à son réveil un instant pour remettre ses sens, sa bouche est plus sèche, et il s'empresse bien vite de porter à ses lèvres brûlantes et desséchées un liquide adoucissant ; nous essayons un gargarisme astringent, mais il faut le cesser pour recourir à des gargarismes légèrement opiacés, l'estomac n'accuse aucune douleur, et il n'existe aucun signe qui puisse indiquer qu'il participe à l'irritation buccale; de la tisane de poulet est donnée en abondance, deux lavements de mauve sont pris soir et matin, et amènent de temps à autres quelques crotins, les ulcérations sont cicatrisées le 30ᵉ jour seulement, après n'avoir donné que des substances excessivement douces, un léger mouvement fébrile qui n'avait pas cessé d'exister disparaît, et Liautaud peut prendre quelques légers aliments; sa santé se rétablit.

23ᵉ OBSERVATION.

Symptômes de fièvre ataxique, violent délire, émission sanguine, sulfate de quinine à haute dose, guérison.

La fille Liautaud, âgée de 14 ans, pas réglée, dix jours après l'invasion de la maladie de son père, le 20 décembre au soir, ressentit des douleurs dans la tête, du dégoût, de la chaleur, elle dormit peu dans la nuit; le lendemain matin, en allant voir le père, nous trouvâmes cette fille avec la figure rouge, conjonctives injectées, lèvres sèches, langue jaunâtre, plaques blanches sur les gencives, pouls assez développé, inégal, quelques soubresauts des tendons, le ventre est souple.

(*Tisane de riz, diète.*)

22 au matin. Hier à trois heures de l'après-midi, il y
a eu de l'agitation, délire dans la nuit ; au moment où
nous voyons la malade il y a beaucoup d'exaltation dans
la sensibilité, céphalalgie sus-orbitaire assez forte, quelques mouvements convulsifs des lèvres, pouls irrégulier,
assez développé, soubresauts des tendons, ventre toujours
souple.

(*Saignée au bras de 12 onces.*)

Sang légèrement couenneux, après la saignée il y a de
l'assoupissement, à dix heures, la malade est plus calme.

A deux heures, sans frisson initial, agitation extrême, la malade crie, veut se lever, la mère l'engage à
rester dans son lit, elle paraît y consentir, mais un instant après elle crie plus fort ; cependant elle comprend et
la mère a encore sur elle assez d'influence pour la faire
rester au lit ; mais plus tard elle n'entend plus rien, elle
est furieuse, trois personnes ont de la peine à la contenir.

Le 23 de très-grand matin, à notre arrivée avec **M.**
Castanié, nous trouvons les personnes de la maison très-
fatiguées et très-inquiètes.

La petite malade ne s'agite plus autant, mais elle ne
connaît point ; figure rouge, lèvres sèches, mussitation,
soubresauts des tendons, irrégularité du pouls, ventre un
peu tendu, les liquides sont rejetés sur les assistants aus-

sitôt qu'on veut en introduire dans la bouche ; nous faisons placer 12 sangsues à l'anus, qui coulent bien, émissions involontaires des urines.

Sur les onze heures, la malade ouvre un peu les yeux qui supportent difficilement le grand jour ; il y a quelques pendiculations. Elle tire la langue qui est sèche, racornie, gercée et rouge, les gencives et les dents sont légèrement fuligineuses.

Nous faisons avaler en une heure 30 grains de sulfate de quinine.

A midi et demi, un délire des plus violents s'empare de la malade; quoique jeune, elle est contenue avec peine par quatre personnes ; on se voit forcé, pour pouvoir la maîtriser, de passer sur le milieu du corps une sangle large que l'on fixe aux deux côtés du lit ; ce délire se continue à peu près douze heures avec la même violence, et un coma profond le remplace jusqu'à 7 heures du matin. Nous avions laissé 20 grains de quinine en quatre paquets pour les donner au cas que ce redoublement cesserait avant notre arrivée ; à huit heures nous fûmes auprès de la malade et dix grains avaient été pris, nous en donnâmes encore 20 jusques à dix heures ; à une heure et demie le délire apparaît de nouveau, mais il est moins violent que la veille; nous retournons le soir chez la malade et nous prions M. de Brisis, ancien député, qui ce jour-là avait été appelé à Vaison pour un de nos malades, de faire une visite à celle-ci ; il la trouve bien mal, approuve ce que nous avions fait et nous engage à surveiller les redoublements ; à dix heures du soir le délire cesse et un assoupissement survint, mais en remuant fortement la malade on l'éveillait et on pouvait lui faire avaler un peu de tisane.

20 grains de quinine avaient été laissés à la disposition des parents, et on les eut administrés à notre arrivée du lendemain. La malade est éveillée, très-inquiète, abattue, la lumière fatigue, les lèvres et la langue sont moins rouges et moins sèches, le ventre peu douloureux est toujours légèrement météorisé, soif peu vive, pouls toujours irrégulier ; les redoublements ont cessé, mais il y a de la chaleur à la peau, de l'accélération dans le pouls, des douleurs nerveuses sur différentes parties du corps, un état de malaise, d'inquiétude indéfinissables ; cet état persiste pendant une quinzaine de jours, de légers aliments peuvent être supportés, et une bonne convalesceuce s'établit le 18 janvier.

24ᵉ OBSERVATION.

Bénignité au début, redoublements, double tierce après quelques jours, adynamie, escharre au sacrum, sangsues à l'anus, sulfate de quinine, guérison.

Joseph Reynier, 13 ans, neveu de Liautaud, tempérament peu prononcé, n'ayant jamais été malade, se plaignit, le 22 décembre au matin, de tournoiements de tête et d'abattement dans le moment où nous étions chez sa cousine, nous le fîmes coucher de suite; il n'y avait ni fièvre ni chaleur à la peau, la bouche était naturelle, pas de soif.

(*Tisane de riz, diète absolue, repos.*)

Le lendemain matin, nous apprîmes que le sommeil avait été agité; peau chaude, pouls à 85, langue humide, mais commençant à se recouvrir d'une matière blanchâtre, gencives ne présentant rien de particulier, céphalalgie frontale, ventre souple, point de selles, urines limpides rouges.

Cet état persiste sans s'aggraver et sans qu'on puisse reconnaître de redoublements jusqu'au 28, à dix heures du matin ; mais de ce moment, quoique le malade n'ait à se reprocher aucune imprudence, la maladie prit une tournure grave, un frisson général survint et dura deux heures, chaleur vive ensuite et léger trouble dans les idées, assoupissement jusqu'à quatre heures du matin.

A sept heures, Reynier connaît bien, le pouls est très-accéléré et se laisse facilement déprimer, céphalalgie générale, conjonctives injectées, pommettes rouges, lèvres gercées, gencives et voûte palatine offrant des plaques blanches, ventre un peu tendu à la région hypogastrique et légèrement douloureux.

(20 *sangsues à l'anus.*)

Il y a du calme jusqu'à trois heures de l'après-midi, depuis cette heure jusqu'à huit il y a de la fatigue, et ensuite Reynier s'endort pour ne s'éveiller qu'à minuit.

Le 30 au matin, son état est assez satisfaisant, et nous pensons que l'application des sangsues que nous avions faite, avait amendé les redoublements, que la maladie pourrait se terminer sans avoir recours au sulfate de quinine.

A onze heures, sans frisson initial, augmentation de la chaleur et de la fièvre, délire, assoupissement toute la nuit.

31 au matin, il y a de l'abattement, les yeux sont ter-

nes, la figure pâle, les gencives et les dents commencent à se recouvrir de fuliginosités noirâtres, la langue devient brune et sèche, des pétéchies sont répandues sur toutes les parties du corps, le ventre se météorise davantage, point de selles, la maladie prend la tournure adynamique, épistaxis abondante.

(12 *grains de quinine par la bouche.*)

Un léger redoublement apparaît à 4 heures, nuit agitée, stupeur le matin premier janvier.

(20 *grains de quinine en trois prises.*)

A onze heures, gémissements, délire taciturne, face rouge, pouls très-accéléré, petite émission involontaire des urines, prostration très-grande, coma qui devient moins profond à six heures du matin et qui n'empêche pas d'avaler 15 grains de quinine que nous avions laissés aux parents.

Le sacrum et une partie des fesses offrent une couleur lie de vin, nous recommandons une très-grande propreté sur ces parties.

Les redoublements ont entièrement disparu, le ventre reste tendu pendant une quinzaine de jours, il y a quelques coliques et quatre ou cinq selles liquides toutes les vingt-quatre heures, la stupeur est moindre et diminue chaque jour, les escharres du sacrum ne se détachent qu'en fin janvier, les fuliginosité des gencives disparaissent peu à peu ; la convalescence est très-longue, et le malade ne peut se livrer à quelques travaux que dans les commencements du mois de mars.

25ᵉ OBSERVATION.

Gastrite ; sulfate de quinine donné après une saignée par la lancette et ne faisant point disparaitre les redoublements, mais les bridant après une application de 20 sangsues sur la région épigastrique.

Une sœur de Reynier, âgée de 14 ans, pas encore réglée, un peu sanguine, s'alita deux jours après lui; le sixième jour de sa maladie, le pouls était développé, la figure et les yeux injectés, la bouche sèche, chaleur brûlante de la peau, douleur épigastrique, météorisme léger sur la région cœcale ; saignée de huit onces par la lancette, l'éréthisme cesse, mais pendant trois nuits il y a du trouble dans les idées ; le sulfate de quinine, à la dose de 10 grains, est donné pendant l'intermission, et les redoublements continuent, il y a même un peu plus d'agitation ; 20 sangsues sont appliquées sur la région épigastrique et la douleur du ventricule disparaît, mais le redoublement revient de nouveau; 10 grains de sulfate sont donnés par la bouche, et les membres sont frictionnés avec 10 autres grains ; plus de redoublements : les deux jours suivants la malade avale encore un peu de quinine, quelques selles liquides pendant cinq à six jours, et vers le milieu de janvier la malade entre en convalescence.

La mère Reynier et une petite Liautaud âgé de 4 ans, ressentirent pendant une quinzaine de jours de la céphalalgie, du malaise, avec fièvre et soif, un peu de météorisme et de la diarrhée se firent remarquer, quelques légers redoublements sans époque fixe survinrent , la diète et des tisanes adoucissantes suffirent pour opérer un prompt rétablissement.

Sur dix personnes que composaient les deux ménages, six sont atteintes en 12 jours de la fièvre typhoïde; Liautaud est le premier malade que nous voyons dans la maison, quoique n'ayant eu ni lui ni les siens aucune relation avec des individus atteints de cette affection ; sa maladie débuta par des symptômes inflammatoires très-prononcés , une saignée de 12 onces est pratiquée, du délire survient dans la journée ; doit-il être attribué à la saignée? Nous ne le pensons pas ; d'après ce, nous disent les parents, nous soupçonnons l'existence de redoublements, nous acquérons la certitude qu'il en existe à notre visite du 18, et le soir, lorsque l'assoupissement cesse, nous donnons 30 grains de quinine, 20 grains sont encore pris le lendemain matin et les fonctions cérébrales ne sont plus troublées.

La bouche était rouge, brûlante, sèche, ulcérée, il y avait soif, la région ombilicale était élevée, douloureuse, des crotins étaient rendus par le secours des lavements, et au milieu de ces lésions diverses, l'estomac parut rester dans son état normal. Ne peut-on pas inférer de ces faits, que la bouche peut être surexcitée, les intestins être malades et le ventricule ne participer en rien à ces dérangements ?

Les ulcérations du voile du palais furent très-douloureuses, leur cicatrisation ne fut complète que le trentième jour, et après avoir pris pendant tout ce temps des substances adoucissantes, qui seules apportaient quelques soulagements.

La fille Liautaud, malade dix jours après lui, présente des symptômes bien autrement graves que ceux du père ; dans cette maladie il n'y eut presque pas d'incubation, un peu de fatigue se fait remarquer le 20, et le 22, sans frisson, un redoublement violent se déclare; il ne nous est accordé qu'une heure et demie pour administrer le sulfate de quinine le lendemain, et nous en faisons passer 30 grains en une heure; la dernière prise est à peine ingérée qu'un accès plus violent que celui de la veille apparaît, on est obligé, pour contenir la jeune malade, de placer une sangle sur le milieu du corps, que l'on fixe aux deux côtés du lit, le coma succède, mais à sept heures du matin il y a du mieux, et nous avons le temps d'introduire suffisamment de quinine avant la réapparition dn redoublement, il se montre encore une fois pour ne plus reparaître; il existe encore du malaise pendant quelques temps, et la malade se rétablit d'une maladie qu'on peut appeler formidable.

Si la petite Liautaud eût succombé à son second redoublement, on n'eût pas manqué d'attribuer sa mort à la dose un peu forte pour son âge, du sulfate de quinine qu'elle avait pris; le redoublement fut plus alarmant que celui de la veille, mais nous ne désespérions pas de la malade; nous savions que pour opérer, le sulfate de quinine a besoin d'être absorbé, et il ne pouvait l'être encore, puisqu'il avait été ingéré depuis peu; le coma qui ne cessa qu'à 11 heures le 23, disparut à sept heures du matin le 24, après avoir donné la veille une quantité suffisante de quinine; preuve de plus, que nous avions bien saisi l'indication, et disons-le à-présent pour le répéter plus tard : quand les redoublements offrent de la gravité, quelle que soit l'intervalle que l'on ait, on doit le mettre à profit; il faut se

hâter de donner de la quinine presque autant qu'on le peut,
on ne fait pas disparaître l'accès quand on a un court intervalle, mais on en abrège la durée, et on se prépare des
moments précieux pour introduire le spécifique.

Comme Marie, nous vîmes Reynier au début de sa
maladie, il y eut tournoiements de tête\ et abattement dès le premier moment; les fuliginosités apparurent
le lendemain ; pendant six jours la maladie parut assez
bénigne, ce ne fut que le 28, qu'un frisson général, avec
délire et assoupissement, se firent remarquer, vingt sangsues furent placées à l'anus et il y eut du calme après;
mais à trois heures, fatigue suivi de sommeil jusqu'à
minuit.

Le 30, à onze heures, sans frisson préalable, redoublement assez violent et assoupissement toute la nuit.

Le lendemain, abattement, stupeur, pétéchies, douze
grains de quinine, léger redoublement à quatre heures.

Le lendemain, douze nouveaux grains, à onze heures
nouvel accès, mais moins violent que celui de la veille.

Le doute que nous avions de l'existence de redoublements double tierce, se changea en certitude le 1er janvier, nous nous aperçûmes que la marche de ces redoublements n'avait point été modifiée par le traitement; cette
remarque est importante, en ce que la sécurité où l'on est
après le mieux, que l'on croit avoir obtenu par une mé-

dication quelconque, est quelquefois trompeuse et qu'il faut dans le doute, lorsqu'il n'y a pas contre-indication, ne point suspendre l'administration du quinquina.

La maladie de la sœur de Reynier s'annonça, comme celle de Liautaud, par des symptômes inflammatoires très-marqués, une saignée fut faite, l'éréthisme diminua, il y eut du délire pendant trois nuits, le sulfate de quinine donné pendant l'intermission ne faisait qu'agiter, c'est alors que je me décidai d'appliquer 20 sangsues à l'épigastre qui accusait de la douleur, et je donnai ensuite avec succès le sulfate de quinine qui n'avait pu auparavant produire son effet ordinaire.

Cette observation que je n'ai pas voulu séparer de celles vues dans la même habitation, aurait dû trouver place dans le chapitre suivant et ne point figurer dans celui-ci ; à part le délire qui a existé, ce cas a présenté les mêmes caractères qu'ont offert la 17e observation et celle de M. Guyot ; ce n'a été que lorsque la phlogose de l'estomac a été calmée, que l'écorce du Pérou a fait ressentir son influence salutaire.

Ces observations recueillies dans une même campagne, ont offert pourtant des formes bien différentes : celle de Liautaud et de la fille Reynier, ont revêtu la forme inflammatoire, celle de la fille Liotaud la forme ataxique et celle de Reynier la forme ataxo-adynamique. Ces maladies étaient pourtant semblables au fond, et ne différaient entre elles que par quelques nuances.

Ces observations offrent en outre un très-grand intérêt et soulèvent plusieurs questions importantes, qui depuis assez longtemps agitent le monde médical. La fièvre ty-phoïde est-elle contagieuse? embrasse-t-elle à elle seule tous les ordres de fièvres décrites par Pinel? Nous nous occuperons plus tard de ces questions délicates, et nous apporterons dans leur examen cette circonspection qui convient si bien, alors que l'on se trouve placé entre des opinions diverses, exprimées avec bonne foi et talent par des hommes du plus haut mérite.

Jusqu'à présent nous n'avons cité que des faits obser-vés chez des personnes qui avaient franchi les premiers âges de la vie ; nous allons en rapporter trois sur sept que nous avons recueillis sur des enfants et des vieillards.

26e OBSERVATION.

Fièvre ataxique, sulfate de quinine à haute dose à l'intérieur par la méthode endermique, sans émissions sanguines préa-lables, et malgré l'existence d'une vive irritation intestino-cérébrale ; guérison.

Jules Waton, mon fils, âgé de 2 ans, robuste, san-guin, se plaignit, le 28 novembre 1839, de douleurs de tête, peau chaude, langue blanche à son milieu, rouge sur les bords.

(*Tisane de riz édulcorée avec du sirop de gomme.*)

Le lendemain matin, le ventre est un peu tendu, figure rouge, yeux injectés fuyant la lumière, lèvres rouges et sèches, langue sèche et rouge, rugueuse, plaques blanches sur les gencives, soif vive, selles nulles.

Dans l'après-midi, il y eut plus de fatigue; à cinq heures, il parut y avoir un peu de mieux, mais à sept heures et demie, toux sèche et continue pendant une demi-heure; le pouls, qui était à 80, monte à 100, la peau devient brûlante, agitation; l'enfant est accablé de sommeil et ne peut dormir; s'il s'assoupit un instant il fait des bonds, s'assied sur son lit, nous fixe et il lui faut un moment pour nous reconnaître, il ne peut trouver une bonne place, pousse des cris, gémit, le pouls devient irrégulier, soubresauts des tendons, une joue est brûlante, l'autre froide, un bras est chaud et la jambe du côté opposé n'est pas à la même température, peau mordicante, il boit beaucoup; au jour il y a du mieux, l'après-diné fatigue, toux comme la veille, sur les sept heures, agitation plus grande que la nuit précédente. Je fais prier mon ami Bourbousson de venir m'assister de ses conseils, il n'est pas chez lui; tous les symptômes indiquaient l'em-

ploi des émissions sanguines, mais je n'ose y avoir recours, j'en déduirai les motifs.

Mon enfant se trouve un peu mieux le 1er décembre au
matin, il parle de se lever, tient la tasse, boit seul et beaucoup, mais ses mains tremblent, tout son corps paraît
convulsé, ses mouvements sont brusques, il a la parole
brève et pousse quelques gémissements involontaires, le
pouls est toujours irrégulier et à 110, la figure devient
tout-à-coup cadavéreuse, elle est froide, les autres parties du corps n'ont pas subi de modification.

Ce changement brusque ne laisse plus aucun doute
dans mon esprit sur le véritable caractère de la maladie,
que j'avais pourtant déjà entrevu, cette pâleur disparaît
dix minutes après, et peu à peu une rougeur vive la remplace, l'enfant ne trouve aucune bonne place dans son lit,
il veut se lever, sa mère l'enveloppe bien dans des couvertures et le tient sur ses genoux auprès du feu, il veut se
précipiter dans les flammes, il faut faire des efforts pour
le retenir, nous le couchons de nouveau, et à quatre
heures il est un peu mieux.

Je frictionne de suite les membres avec 20 *grains de
quinine dissous dans de l'alcool.*

A sept heures, toux sans frisson, sans pâleur de la
figure, le pouls s'élève, s'accélère, délire et agitation
bien grandes, mussitation continuelle ; si Jules s'assoupit

un instant, il fait des bonds dans son lit, s'éveille, crie, nous lui parlons, nous le caressons, il revient à lui peu à peu et boit ; le matin il y a encore de la fatigue, mais nous nous décidons, malgré l'état de la langue, la chaleur de la peau, la fréquence du pouls, de donner de la quinine à l'intérieur ; j'en fais passer dix grains dans de la confiture de groseilles et je frictionne de nouveau les membres avec 20 grains; M. Bourbousson arrive et me conseille de brider les redoublements. .

A deux heures, la fatigue est moindre que les autres jours, je fais de nouvelles frictions avec 10 grains de quinine, et la nuit, quoique agitée, l'est moins que les précédentes; le lendemain, la bouche commence à s'humecter; la toux ne reparaît pas.

De nouvelles frictions sont faites encore pendant deux jours avec de la quinine, les redoublements ne reparaissent plus, les tisanes et la diète sont continuées pendant six jours, les urines sont moins rouges, elles laissent déposer au fond du vase une matière briquetée, la bouche se dépouille, un peu de bouillon est donné, et mon pauvre enfant obtient un rétablissement très-prompt.

J'avais eu le malheur de perdre une fille d'une affection cérébrale, survenue pendant le cours d'une rougeole;

elle avait succombé après une application de sangsues faite au cou; un pressentiment funeste, une terreur que je ne puis m'expliquer, m'empêchèrent de recourir à une émission sanguine qui était indiquée, le sulfate de quinine arrêta les redoublements qui prenaient une tournure bien fâcheuse; sous son administration, la bouche, de sèche qu'elle était, devint promptement humide, et c'est ce qui arrive ordinairement à mesure que les redoublements disparaissent. Est-il besoin, pour expliquer la rougeur, la sécheresse de la langue, d'avoir recours à l'irritation de l'estomac? Nous ne le pensons point, et bien souvent, au milieu des désordres de la fièvre typhoïde, cet organe ne paraît être nullement affecté.

Nous remarquerons qu'une toux sèche, fatiguante, précédait l'accès du soir; nous avons vu chez Mlle Faravel, de Roaix, des accès de toux annoncer le paroxime d'une fièvre intermittente.

27e OBSERVATION.

Symptômes adynamiques, redoublements s'annonçant par des douleurs violentes dans les membres inférieurs, sangsues, sulfate de quinine à l'intérieur et en frictions, guérison.

Désiré Aubert, sept ans, tempérament nervoso-lymphatique, malade depuis 6 jours, habite Poët-Sigilla, petite commune de la Drôme, et arrive le 14 décembre à Vaison, avec ses parents qui viennent se fixer dans cette ville, il parcourt un trajet de sept lieues monté sur un mulet, par un temps froid et humide. Je suis appelé à son arrivée, je le trouve assis auprès d'un poële, la tête appuyée sur les genoux de sa mère, la peau est brûlante, le pouls accéléré, peu fort. je veux lui faire soulever la tête, mais il ne le peut, sa mère est obligée de la soulever elle-même ; les pommettes sont rouges, les lèvres et la langue le sont également, des plaques blanches existent sur les gencives:

Je fais coucher cet enfant, et je prescris une tisane de guimauve édulcorée avec du sirop de gomme.

Le 15 au matin, j'apprends qu'Aubert a été agité, et que depuis deux heures seulement on ne peut lui arracher une seule parole ; le pouls est le même qu'hier, la peau est chaude, la langue rouge et sèche, douleur épigastrique, stupeur, pétéchies nombreuses sur différentes parties du corps.

(12 *sangsues à l'épigastre, même tisane;* le pourtour des sangsues est ecchymosé.

Sur le soir, des douleurs intolérables se déclarent aux extrémités inférieures et se continuent toute la nuit ; elles arrachent au petit malade des cris tellement perçants, que les voisins en sont incommodés.

16 au matin : les douleurs des jambes ont cessé, mais il y a toujours de la stupeur ; cependant on parvient à lui faire avaler de la tisane, et en élevant la voix, le malade comprend ce qu'on lui dit.

(Cataplasmes sinapisés aux extrémités, un vésicatoire à chaque jambe.)

Le soir à sept heures, douleurs aussi fortes que la veille, et ce n'est que le 17 au matin qu'elles cessent.

(10 grains de quinine à l'intérieur, 20 grains en frictions sur les membres et sur les plaies des vésica—toires.)

Les douleurs sont moindres la nuit suivante.

18. Même dose de quinine, nouvelle amélioration pendant deux jours, le sulfate de quinine est encore donné et les souffrances des membres inférieurs ne reviennent plus, la stupeur persiste, le pouls est faible, émission involontaire des urines, il n'y a point eu de selles depuis le commencement de la maladie ; ventre toujours météorisé.

(Frictions avec de l'huile de camomille, cataplasmes de farine de lin.

La prostration et la stupeur continuent, les membres in-

férieurs sont à demi fléchis, les urines coulent involontairement, pouls petit, faible, 40 pulsations seulement ; épistaxis, la langue ne peut être tirée, mais on l'aperçoit sèche et
rugeuse au fond de la bouche, les gencives et les dents
sont recouvertes de fuliginosités noirâtres ; il y a gémissements de temps à autre, pendant huit jours on ne peut
obtenir aucune réponse, et ce n'est qu'au moyen d'un en-
tonnoir qu'on peut faire avaler quelque peu de tisane
adoucissante.

Au bout de la quinzaine, les urines commencent à déposer au fond du vase une matière briquetée, des furoncles surviennent sur toutes les parties du corps, principalement au cuir chevelu, où nous en remarquons trois qui
suppurent abondamment ; les plaies des sangsues s'ulcèrent et suppurent, celles des vésicatoires tendent à la cicatrisation, le ventre n'est plus tendu ; Aubert avale mieux
et la stupeur est moins profonde, le pouls monte à 65 et
est plus satisfaisant ; je prescris un peu de bouillon, on
en donne pendant 24 heures ; le pouls se relève, la figure
rougit, le ventre devient légèrement douloureux, je suis
obligé de le supprimer ; continuation de la tisane jusqu'au
8 janvier.

Les gencives et les dents se dépouillent, la bouche
s'humecte, la stupeur cesse, et le malade entre en convalescence : il a une faim dévorante, le ventre se tuméfie

toutes les fois qu'il a mangé, des lavements amènent quelques crottins durs, fétides, une diarrhée abondante s'établit pendant douze heures, et depuis lors les aliments fatiguent moins, le malade ne reprend ses forces que deux mois après.

Les redoublements, chez Aubert, ne nous sont dénoncés que par des douleurs extrêmement fortes dans les membres, qui surviennent à des époques fixes; du quina est donné à l'intérieur, des vésicatoires sont appliqués sur les membres douloureux et saupoudrés avec de la quinine, et c'est sous l'influence d'une pareille médication que les douleurs disparaissent. Qui ne voit ici, à la périodicité de ces douleurs et aux résultats obtenus, qu'elles décélaient l'existence de redoublements et que c'était le sulfate de quinine qui convenait en pareille circonstance?

La stupeur persista assez longtemps chez ce malade, après la cessation des redoublements; elle se dissipa ainsi que tous les autres symptômes adynamiques par le seul emploi des adoucissants, et à mesure que des furoncles abondants se montrèrent sur différentes parties du corps.

Du bouillon donné trop tôt fatigua, nouvelle preuve que dans les cas même que l'on nomme adynamiques, il ne faut pas trop vite recourir à l'alimentation lorsque la peau est encore chaude et que la bouche n'est pas entièrement dépouillée, cependant dans des cas pareils on peut, en forme d'essai, donner un peu de bouillon, quitte pour le suspendre si on s'aperçoit qu'il fatigue.

28e OBSERVATION.

Redoublements apoplectiques , sulfate de q uinine,guérison.

Marie Cluse, veuve Brusset, mère de six enfants superbes et très-forts, elle-même d'une constitution robuste, bien droite, très-agile, malgré ses 80 ans, s'alita après quelques jours de malaise, le 11 mars 1841 ; elle éprouva de la fatigue et de l'agitation pendant deux nuits, et le 13 à minuit je suis appelé. La personne, qui vint chez moi me dit que la malade ne parlait plus, qu'elle avait eu une attaque d'apoplexie; je trouve cette femme couchée sur le dos, sans mouvements, les bras et les jambes soulevés retombent par leurs propres poids, en les pinçant elle les remue et accuse de la sensibilité, les liquides sont avalés avec peine et en très-petite quantité; elle n'entend point, ne comprend rien, la figure est rouge, nous ouvrons la bouche, la langue est blanche, les gencives recouvertes d'un enduit blanc, le pouls est développé, résistant, moins accéléré que dans l'état normal, le ventre est souple.

(Sinapismes aux extrémités inférieures.)

Le 14 au matin, cet état apoplectiforme a cessé, la malade connaît ceux qui l'entourent, la figure est naturelle, le pouls moins développé, elle remue ses membres dans tous les sens, la tête n'est nullement douloureuse, quelques pétéchies sur les membres.

Cette disparition subite des symptômes alarmants que j'avais vu dans la nuit, l'agitation des nuits qui avaient précédé celle-là, d'autres signes typhoïdes qui existaient, me firent croire à l'existence de redoublements, et vu la gravité de celui qui venait de cesser et l'âge de cette malade, je ne voulus pas en attendre un second pour administrer le sulfate de quinine: je donnai cette substance à la dose de quarante grains par paquets de cinq grains.

(Tisane de riz, diète absolue.)

A minuit, la figure rougit, les idées s'embarrassent et la Brusset perd de nouveau connaissance; mais cet état cesse à deux heures du matin.

Le 15 à six heures, il y a de l'abattement, les idées sont encore un peu embarrassées.

(*Lavement avec une décoction de tamarin, cataplasmes sinapisés à la plante des pieds, 40 grains de quinine.*)

Les redoublements ne reparaissent plus, et un mois
après, cette bonne vieille femme vint chez moi, à pied,
accompagnée d'un de ses fils, me remercier des soins
que je lui avais donnés.

————————

L'âge de cette malade, où les apoplexies sont si fréquentes, l'espèce de paralysie des membres, la difficulté
de la déglutition, l'abolition complète de tous les sens,
devaient nous faire craindre une hémorragie cérébrale ;
nous y crûmes réellement en arrivant, quoiqu'il n'y eût
point déviation de la bouche; mais nous revînmes de
cette opinion, lorsque le lendemain matin nous vîmes
que les idées étaient assez lucides et que les membres
avaient repris leurs mouvements; nous ne pouvions attribuer ce changement subit à la médication que nous
avions employée, deux sinapismes seulement avaient été
appliqués; nous tînmes compte de ce qui s'était passé an-
térieurement, des signes typhoïdes que nous apercevions,
et nous ne balançâmes pas d'administrer à haute dose le
sulfate de quinine; 80 grains pris en deux jours ramenè-
rent le calme chez une malade dont l'existence était si
gravement compromise.

Si jusqu'à présent nous n'avons enregistré que des succès, nous allons faire connaître nos revers: ils ne sont pas
nombreux, nous nous en félicitons, mais nous n'en tirons
pas vanité; nos prédécesseurs avaient aussi dans certaines
circonstances employé le quinquina.

29e OBSERVATION.

**Symptômes de perforation intestinale, émissions sanguines,
sulfate de quinine, mort.**

La femme d'Eloi Fabre, du Puymeras, âgée de 28 ans,
tempérament sanguin, bien constituée, mère de deux
enfants, éprouva, sans cause appréciable, le 12 septembre
1839, des nausées, bouche mauvaise, perte de l'appétit;
M. Castanié la vit, le ventre était météorisé, douloureux
à la région cœcale; il fait appliquer des sangsues qui ne
produisent aucune amélioration, tous les soirs il survenait
un redoublement. Je fus appelé le 18.

La langue et les gencives étaient recouvertes d'une matière blanche, céphalalgie frontale, face rouge, yeux vifs,
pouls accéléré, assez développé, ventre météorisé et douloureux sur le flanc droit, tous les soirs un redoublement,
nuit agitée avec un léger délire.

(20 *sangsues à l'anus, 20 grains de quinine.*)

Après la cessation du redoublement, je retournai auprès de la malade ; le 20, le ventre est toujours dans le même état, les redoublements sont les mêmes.

Dans la nuit du 23, M. Castanié est appelé, la malade se plaint de vives douleurs dans tout le ventre qui a pris un accroisement considérable, le pouls est petit et extrê- mement fréquent.

Je me rends le lendemain, de très-grand matin ; sueur froide sur tout le corps, figure pâle et cadavéreuse, yeux ternes, enfoncés, bouche sèche, peu de soif, pouls 140, petits vomissements fréquents, selles nulles.

20 sangsues avaient été appliquées sur l'abdomen, nous en fîmes appliquer encore 30, fomentations émollientes; la tisane ingérée est rejetée de suite par le vomissement, et la malade succombe dans la nuit. Nous ne pouvons faire l'autopsie.

Le quinquina, donné à des doses assez fortes, ne peut arrêter les redoublements, les sangsues appliquées à l'anus ne calment point la souffrance intestinale, le météorisme persiste, les nuits étaient agitées, il y avait même un peu de délire, mais dans le jour la malade se trouvait mieux ;

la rémission étajt assez prononcée, nous croyions pouvoir, malgré l'insuccès de cette médicatiou dans les premiers jours, rendre cette malade à la santé, lorsque tout-à-coup le météorisme augmente, le ventre devient douloureux, le pouls s'accélère et faiblit, une sueur froide se répand sur tout le corps, les yeux s'excavent et deviennent ternes, la figure prend l'aspect cadavéreux.

En tenant compte de ce que nous avions observé précédemment et de ce qui était survenu d'une manière si subite, nous attribuâmes l'état désespéré de la malade à une inflammation du péritoine, causée par une perforation intestinale ; alors nous désespérâmes d'elle, et malheureusement nos prévisions furent bientôt confirmées.

De pareilles terminaisons ne sont pas rares, elles surviennent même quelques fois pendant le cours d'une fièvre thyphoïde bénigne : les ouvrages de MM. Andral, Chomel et Louis en fournissent plusieurs exemples.

Il est bien malheureux que des préjugés, qui de longtemps ne pourront être déracinés, privent les médecins des petites localités d'ouvrir les cadavres dans des circonstances importantes ; un temps viendra, peut-être, où le peuple mieux éclairé sur ses véritables intérêts, ne répugnera plus à une opération sans laquelle la médecine serait encore dans l'enfance.

30e OBSERVATION.

Bouche remplie d'une matière visqueuse, collante ; adynamie, redoublements, sulfate de quinine, mort.

Reynaud, de la Bousquette, âgé de 52 ans, tempérament sec, est pris d'un froid vif étant en sueur, éprouve un frisson le soir, sue dans la nuit, et le lendemain 8 octobre 1837, il se sent mieux et prend un peu d'aliments, le soir, il est encore fatigué, il dort peu, et le lendemain il n'a pas le courage de se lever ; **M. Roux**, officier de santé à Cairanne, est appelé, il prescrit une tisane adoucissante et la diète ; l'état du malade empirant, je me rends auprès de lui le 16 au matin.

La figure est plutôt pâle que rouge, les conjonctives sont légèrement injectées, céphalalgie sus-orbitaire, lèvres sèches, langue, gencives et voûte palatine tapissées d'une matière brune, gluante, pouls 90, peu fort, peau chaude, visqueuse, ventre météorisé, point douloureux, quelques selles liquides, pétéchies nombreuses.

M. Roux et les parents m'apprennent qu'à deux heures de l'après-midi le malade est plus fatigué, et que la nuit il y a rêvasseries, trouble dans les idées; continuation des moyens prescrits par **M. Roux**.

Je retourne chez Reynaud le lendemain dans l'après-midi, la veille il y a eu de la fatigue sur le soir et de l'agitation dans la nuit, le pouls est à 70, abattement, mais l'intelligence est parfaite, le malade répond bien aux questions qu'on lui adresse ; à trois heures la figure pâlit, un sentiment de froid général se fait sentir, il y. a un malaise indéfinissable, cet état se continue pendant une demi-heure, la chaleur remplace ce sentiment de froid, la figure s'anime un peu. le pouls monte à 100, à une nuit agitée a succédé du calme.

(20 grains de sulfate de quinine par la bouche.)

'Le redoublement paraît comme de coutume.

Le lendemain, 30 *nouveaux grains de quinine.*

' Il n'y a pas de diminution dans l'accès.

' Commencement de stupeur, augmentation des pétéchies, la bouche est remplie d'une matière gluante, on arrache de cette matière avec les doigts et il en reparaît presqu'autant une heure après, l'estomac n'a jamais accusé de là douleur, la respiration s'embarrasse, un râle muqueux se fait entendre à la base des poumons, sans signe inflammatoire, émission involontaire des urines, pouls petit, concentré, face décomposée, yeux ternes comme noyés dans un liquide.

'(2 vésicatoires aux jambes, frictions avec 40 grains de quinine sur les membres.)

21 au matin , stupeur plus grande qui va en augmentant jusqu'au 28, époque à laquelle le malade succombe.

———

Comme dans l'observation précédente , la quinine n'a eu dans celle-ci aucune influence sur les redoublements, la maladie a toujours été en s'aggravant, et Reynaud a succombé dans le dernier état d'adynamie; la bouche se remplit d'une matière gluante, semblable à celle que nous verrons dans l'observation suivante , qui nous a été fournie par le docteur Coudray; sa malade se releva comme par miracle. Dans cette observation la quinine fut toute administrée par la méthode endermique, et la malade guérit; chez Reynaud nous n'avons fait de frictions qu'à une époque où les forces étaient tellement épuisées que l'absorption de la quinine n'a pu avoir lieu à cause de la faiblesse des absorbants; la matière qui tapissait la bouche ne se rencontrait-elle pas dans l'estomac ? et cet état de la muqueuse n'a-t-il pas pu empêcher le quina d'être porté dans le torrent circulatoire ? De nouvelles expériences pourront donner la solution de cette question; nous engageons les praticiens placés favorablement à examiner avec attention la muqueuse gastrite dans des cas pareils.

Le râle des poumons ne reconnaissait pour cause que l'engorgement de ces organes, à une époque où la vie était près de s'éteindre.

Ces deux cas de mort et un troisième que nous rapporterons plus loin, sont les seuls que nous ayons eu sur 118 malades que nous avons soignés, atteints de fièvre typhoïde grave.

31e OBSERVATION.

Bouche tapissée d'une matière gluante, adynamie, escharre au sacrum ; redoublements quotidiens, sulfate de quinine administré par la méthode endermique ; guérison.

En juin 1836, je fus appelé pour donner des soins à la femme du nommé Guigue, meûnier à Vaison, âgée d'environ 55 ans, d'une constitution très-délicate, elle se plaignait d'un malaise général, quelques jours après il y eut deux vomissements à la suite desquels s'établit une diarrhée abondante, le ventre se météorise, pouls petit, mou, fréquent, chaleur âcre au toucher, regard hébété, dureté d'ouïe, céphalalgie générale assèz intense, fuliginosité noirâtre, visqueuse sur les gencives, matière collante, poisseuse dans la bouche, téllement épaisse que la malade en arrachait des morceaux avec ses doigts à chaque instant, pétéchies sur différentes parties du corps.

(10 *sangsues à l'anus, diète, et tisane acidulée.*)

Après le premier septennaire, les symptômes s'aggravent, une adynamie profonde se déclare, la déglutition devient difficile, escharre au sacrum, redoublements quotidiens périodiques ; j'appliquai un large vésicatoire à chaque gras des jambes, que je pansai pendant huit jours avec 24 grains de sulfate de quinine chaque jour ; sous l'influence de ce traitement, les symptômes alarmants se dissipèrent, les redoublements disparurent dès le sixième jour de ce traitement, ainsi que les pétéchies ; les ulcérations qui s'étaient formées à l'endroit où les sangsues avaient piqué se cicatrisèrent, les escharres du sacrum se détachèrent ; la convalescence fut longue, et après trois mois seulement, la femme Guigue put se livrer à quelques petits travaux.

32e OBSERVATION.

Bernard fils, âgé de 13 ans, en pension chez M. Bayle, instituteur à Vaison, tempérament sanguin, éprouve du malaise depuis le 1er janvier 1842, appelé le 5 auprès de lui, je constate les symptômes suivants : céphalalgie sus-orbitaire, regard hébété, réponses lentes, tardives, rougeur de la face, délire nocturne, sueur fétide, émissions involontaires des urines, affaissement des traits, pétéchies sur les os propres du nez, prostration générale, ventre météorisé, un peu douloureux vers le cœcum.

(Diète, tisane acidulée, lavements, application de 11 sangsües à l'anus.)

Le 6. Pouls, meilleur, délire dans la nuit.

Le 8. Céphalalgie très-forte, vomissements.

(20 sangsues à l'épigastre.)

Le délire continue la nuit, pétéchies sur toutes les parties du corps, déglutition presque impossible, bouche remplie de fuliginosités noirâtres.

9. Frictions avec 20 grains de sulfate de quinine sur les membres, 20 grains en lavements.

Le délire est moindre la nuit suivante, le facies est moins décomposé.

10. Même dose de quinine ; le délire cesse, tous les symptômes s'amendent.

Les piqûres faites par les sangsues s'ulcèrent.

11. La quinine est encore donnée à la même dose.

Dès le 12, un mieux bien marqué se prononce, et le 18, je puis faire prendre un peu de bouillon au petit malade, qui se rétablit au bout de la quinzaine.

Ces deux observations que nous devons à l'obligeance de notre confrère, M. Coudray, qui, comme nous, a soigné ses typhisés par le sulfate de quinine à haute dose, viennent à l'appui de ce que nous avons avancé sur l'efficacité de cette substance dans la fièvre typhoïde. Comme les nôtres, les faits qu'il a observés ont offert des redoublements plus ou moins marqués qui ont cédé au quinquina; nous allons rapporter deux cas qui nous ont été fournis par notre confrère Bourbousson, et lorsque nous en serons au chapitre suivant, nous en citerons encore un de ce docteur, à qui nous devons des renseignements précieux que nous avons mis à profit dans le cours de cet ouvrage; qu'il accepte toute notre reconnaissance : c'était pour notre cœur un besoin de la lui exprimer.

33ᵉ OBSERVATION.

Délire pendant les paroxismes, selles couleur chocolat, sangsues, laxatifs, sulfate de quinine, guérison.

Marie, femme Bouletin, de Vaqueiras, 43 ans, tempérament lymphatiquo-sanguin, tombe malade le 25 août 1841, sans cause appréciable, elle éprouve du malaise, perte de l'appétit, bouche mauvaise, symptômes d'embarras gastrique, céphalalgie, bouffées de chaleur légère, épistaxis.

Six jours se passent dans cet état et je suis appelé le 31 août au matin; pommettes rouges, langue sèche, rugeuse, gencives parsemées de plaques blanches, ventre météorisé, peu douloureux, vomissements bilieux, selles de même nature, pouls très-fréquent, peu développé, taches typhoïdes sur la poitrine et sur l'abdomen.

(20 *sangsues à l'anus, tisane adoucissante, laxatif doux.*)

1ᵉʳ septembre, même état, paroxismes irréguliers sous le double rapport de l'invasion et de l'intensité des symptômes, délire fugace pendant les paroxismes, les selles furent couleur chocolat, mais cette couleur était dûe dans cette circonstance à du sang qui avait été avalé par la malade, au moment d'une épistaxis considérable qui était survenue.

(25 sangsues à l'anus, 2ᵉ laxatif doux.)

Les redoublements persistent; j'administrai en deux jours 40 grains de sulfate de quinine, tous les symptômes s'amendèrent, et la convalescence arriva le 15 septembre ; des aliments furent permis, et la femme Bohlelin se trouva rétablie dans les commencements d'octobre.

34ᵉ OBSERVATION.

Délire dans la nuit et agitation, saignées, sangsues, laxatifs, sulfate de quinine, guérison.

Pons François, de Vacqueiras, 55 ans, éprouva, le 23 novembre 1841, sans cause connue, de la céphalalgie, perte de l'appétit, anorexie.

Le 24, je trouve la face rouge, pouls plein, chaleur vive de la peau, langue blanche au milieu, rouge sur les bords, gencives présentant un liséré blanc.

(20 sangsues à l'anus, léger laxatif.)

Le malade est mieux, mais deux jours après, réapparition plus forte de la céphalalgie, pouls plein et fréquent, langue rouge, épigastre douloureux.

(*20 nouvelles sangsues à l'anus, tisane adoucissante, diète absolue.*)

Le malade a rendu par les selles, à la suite d'un second laxatif, une grande quantité de matière bilieuse extrêmement fétide, état de mieux.

Mais le lendemain, céphalalgie très-intense, ventre balonné, soif vive, pouls lent, aussi plein qu'auparavant.

(*Saignée de 20 onces.*)

20 grains de sulfate de quinine à prendre en cas d'un amendement dans les symptômes, cet amendement arrive, la quinine est prise, le malade se trouve bien; mais le soir, à l'heure où la veille il y avait eu plus de fatigue, la chaleur de la peau augmente, délire, agitation très-grande dans la nuit.

Le matin, je fais une nouvelle saignée et je donne après 30 grains de sulfate de quinine, le soir, le redoublement est moindre, du quina est encore donné, et dès ce moment l'état du malade s'améliore à vue d'œil, la convalescence s'établit le 5 décembre.

35ᵉ OBSERVATION.

Redoublements insidieux qui font du malade un cadavre ;
sulfate de quinine à haute dose , guérison.

*(Observation communiquée par M. Giraud, mon beau-père, Docteur en médecine,
ancien chirurgien militaire.)*

Claude Frontin , de Malaucène, 46 ans, gros mangeur, entra à l'hôpital vers le milieu de mars 1840 ; depuis une 10ᵉ de jours il avait suspendu son travail à cause
d'un malaise qu'il avait éprouvé et d'un rhume qui le fati-
guait assez ; à ma première visite , je trouvai : pouls
misérable, s'écrasant complètement par la pression la plus
légère, irrégulier, prostration, respiration un peu gênée,
douleur sous le téton gauche, langue et gencives blanches, facultés intellectuelles intactes, ventre souple.

(Diète, tisane de riz.)

Le lendemain, après une nuit assez tranquille, mais
sans sommeil, le pouls est encore plus misérable, la
douleur de côté a changé de place, découragement, peur
de mourir ; le soir, même état, même crainte ; je recom-
mandai à la supérieure de l'hospice de surveiller cet
homme, qui me paraissait avoir tous les préludes d'une
maladie grave.

A neuf heures du soir Frontin devient froid, il perd la parole et avale avec peine quelques gouttes de liqueur d'Hoffmann ; la chaleur succède au froid, et il se confesse après avoir repris ses sens ; expectoration de quelques crachats striés, prostration très-grande, mais entendement sain, ventre balonné légèrement, pétéchies.

(*2 vésicatoires aux jambes.*)

A deux heures de l'après-midi, Frontin est un cadavre ; je ne puis savoir si cet accès a débuté par un frisson ; quelques pulsations d'artères et une respiration laborieuse indiquent que la vie n'est pas éteinte. Cet accès dure vingt heures.

(*A sa cessation 30 grains de sulfate de quinine.*)

A deux heures, même accès, même danger ; il ne dure que douze heures.

(30 *grains de quinine.*)

Mais le malade ne peut en prendre que dix, le reste est rejeté par le vomissement.

A deux heures du matin, nouvel accès, mais si fort que je croyais que Frontin n'en sortirait pas ; il en sortit pourtant, et dix grains de quinine furent encore avalés le matin, je ne pus en faire prendre davantage à cause de la répugnance qu'éprouvait le malade ; l'accès fut moins long et il y eut du mieux.

A deux heures, il n'y eut qu'un peu de malaise ; par précaution j'ordonnai du sulfate, mais il ne fut plus possible d'en faire prendre ; sommeil tranquille pendant la nuit. Frontin s'éveille au jour et crie qu'on l'a empoisonné, il est dans le délire ; j'arrive, le pouls est bon, la face rassurante, yeux un peu hagards. Cet homme était très-gros mangeur, ayant été soumis à la diète pendant quelque temps, la maladie se trouvant enrayée dans sa marche, je pensai qu'il fallait un peu d'aliment ; je fis monter un peu de riz que le malade avala ; pendant quelques jours il y eut un peu d'hébétisme, mais peu à peu une franche convalescence s'établit, et Frontin reprit ses travaux un mois après.

36e OBSERVATION.

Délire violent ; symptômes d'hydrophobie ; sulfate de quinine à très-haute dose ; guérison.

Hypolite Bonfils, femme Nourri, de Roaix, 40 ans, cultivatrice, fut prise le 10 septembre 1834, après s'être mouillée étant en sueur, d'un malaise général avec douleurs assez vives dans les membres. Un officier de santé fut appelé, fit de la médecine expectante, la maladie prit chaque jour de l'accroissement.

Je fus appelé le 25 septembre au matin, il me fut rapporté par le chirurgien qui voyait la malade depuis douze jours, que le 20 il y avait eu du délire, auquel avait succédé un état comateux, qu'il avait appliqué alors quelques sangsues à l'estomac, mais que la maladie s'était aggravée.

J'observai ce qui suit : décubitus dorsal, yeux injectés, pommettes rouges, lèvres sèches, gercées, langue brunâtre, fuliginosités noires sur les dents et sur les gencives, bouche sèche, ventre ballonné, selles liquides involontaires, émission des urines sans en avoir la conscience, soubresauts des tendons, irrégularité du pouls, 120, peu fort, marmottement continuel; en élevant la voix, la malade ouvre les yeux, fixe et semble comprendre ce qu'on lui dit ; M. le curé s'approche, elle ne veut pas l'écouter et lui lance un soufflet.

Le chirurgien ordinaire nous ayant dit que sur les onze heures il paraissait y avoir eu du mieux les jours précédents, nous nous arrêtâmes avec M. Castanié, qui avait été appelé en même temps que nous.

A onze heures et demie, le pouls tombe à 90, les idées sont un peu plus lucides; nous introduisons par la bouche, en une heure de temps, 50 grains de sulfate de quinine;

à peine la dernière prise a-t-elle été ingérée, que la malade s'agite, crie, menace, demande un sabre pour tuer MM. Waton et Castanié, on l'entend d'un bout du village à l'autre, quatre personnes ont de la peine a la contenir; le pouls se développe, la figure rougit, une salive écumante sort de la bouche, il semble que cette malheureuse est dans un accès d'hydrophobie ; cet état pénible se continue jusqu'à minuit et un coma profond succède.

De très-grand matin nous nous rendons auprès de la malade; le coma n'a pas cessé, elle semble anéantie; soubresauts dans les tendons, pouls petit, à peine les pulsations peuvent se compter, bouche noire, respiration accélérée, narines pulvérulentes, les paupières ne s'abaissent qu'à demi, face cadavéreuse, émission involontaire des urines, quelques convulsions dans les muscles de la face ; nous pensions que la malade succomberait.

Le mari croit sa femme morte, la saisit par les deux poignets, une personne qui la soignait lui ouvre la bouche avec une cuiller et y introduit un peu de vin ; la respiration qui paraissait être suspendue, reprend. Nous étions à nous promener à dix minutes du village, on nous raconte ce qui venait de se passer ; nous trouvons la Nourri les yeux ouverts, elle regarde avec étonnement ceux qui l'entourent ; il était dix heures.

(100 grains de quinine sont donnés en trois heures.)

Elle les avale sans répugnance ; ce n'est qu'à trois heures qu'un nouveau redoublement commence ; il y a peu de délire, le coma est moindre ; 40 grains de quinine sont donnés dans la nuit ; les redoublements cessent, mais il reste un air d'hébétude, de la surdité, douleur cœcale légère, le ventre est météorisé, le pouls se développe un peu ; 6 *sangsues au-dessous des oreilles: de la tisane adoucissante* est prise en abondance.

La convalescence ne s'établit que vers la fin d'octobre ; cette malade n'a pu reprendre ses travaux que trois mois après ; la chute de ses cheveux fut complète.

37e OBSERVATION.

Délire extraordinaire pendant les redoublements, sulfate de quinine, guérison.

Thérèse Dumas, femme Robert, cultivatrice, 36 ans, de St-Romain-en-Viennois, éprouve de grandes fatigues après la récolte des vers-à-soie, et s'alite dans les commencements de juillet 1835 ; M. Castanié père est appelé, trouve la malade avec des symptômes de fièvre bilieuse, prescrit une *tisane adoucissante, diète absolue.*

Quelques jours se passent sans aggravation des symptômes. Le 10 juillet au matin, le mari s'aperçoit que sa femme dit les choses les plus extraordinaires : elle plaisante sur mille objets divers, puis après elle est saisie d'une terreur profonde ; elle a peur de mourir, d'aller à l'enfer, demande M. le curé, marmotte des prières qui n'ont aucune suite ; M. Castanié se rend auprès de la malade, et prévoyant de la gravité, demande l'assistance d'un confrère.

J'arrive à six heures du matin, M. Castanié fils me dit que la nuit a été bonne, que Thérèse a dormi, que l'intellect était resté intact, mais que depuis demi-heure les idées paraissaient être troublées.

Introduit auprès d'elle, je la trouve dans l'état suivant : décubitus sur le dos, figure et yeux animés, mouvements lestes, loquacité, lèvres rouges, langue jaune au milieu, rouge sur les bords, plaques blanches sur les gencives, à la voûte palatine et à l'intérieur des lèvres, pouls petit, vif, pulsation 100, peau chaude, pétéchies sur la poitrine et l'abdomen, il y a eu une légère épistaxis, ventre un peu météorisé et légèrement douloureux, selles nulles.

A l'abondance des paroles que prononce la malade, elle qui parle peu habituellement, au peu de suite et de sens qu'elles ont, il est aisé de s'apercevoir que le cerveau est dérangé et qu'un redoublement commence ; nous restons à la campagne.

Après une heure de promenade, nous trouvons le mari causant avec sa femme ; à peine arrivés sur la porte de la chambre, elle dit : Vois, Robert, là-bas, ces deux démons sur la porte, avec leurs longues cornes ; ils viennent me saisir ; au diable, elle s'écrie, allez-vous-en, démons ; mon mari, protége-moi contre eux. Nous voulons nous avancer, cette pauvre femme est furieuse, elle appelle du secours. Nous prenons le parti de nous retirer, craignant de déterminer des accidents causés par la frayeur que nous inspirons à cette malheureuse.

Une demi-heure après, nous voulons nous approcher de nouveau, la même scène recommence ; lorsque les gens de la maison s'avancent d'elle, elle les accueille bien et cause avec son mari, parfois avec sens, sur les affaires du ménage. M. le curé qu'elle appelait sans cesse arrive ; il la confesse, et ce pasteur trouve qu'elle a été assez raisonnable ; que pourtant par intervalle elle a divagué ; nous nous approchons de nouveau, et nous inspirons la même frayeur ; le mari, brave homme, d'ailleurs, semble nous dire que nous aggravons plutôt l'état de sa femme que d'apporter du soulagement à ses maux ; nous faisons tous nos efforts pour lui persuader qu'elle est dans un redoublement, et que jusqu'à sa cessation, nous ne pouvons rien entreprendre.

Robert laisse un instant sa femme seule; nous étions un peu éloignés de la campagne; nous entendons crier au secours; nous voyons cette pauvre femme courant les champs, en chemise, pieds nuds, avec une vîtesse extraordinaire; elle avait descendu avec rapidité un escalier de vingt marches, très-petit et très-droit, traversé la cuisine, franchi d'un bond la basse-cour et commençait à gagner le large; nous la saisîmes, elle faisait des efforts inouis pour nous échapper; nous la ramenâmes de vive force dans son lit; elle a toujours peur de nous, et nous distingue au milieu des personnes qui l'entourent.

A cinq heures, les idées sont plus lucides; le mari nous prévient de ce changement; nous nous rendons auprès d'elle, elle cause avec nous sans frayeur; la figure est moins rouge, le pouls est à 70.

(*60 grains de quinine en 4 heures de temps.*)

La nuit est un peu plus agitée que la précédente, et le matin, la figure rougit, le pouls se développe et s'accélère, loquacité, paroles sans suite, mais peu de frayeur. A dix heures, cet état a cessé, une sueur abondante s'établit, la malade est mieux.

(*30 grains de quinine.*)

Les redoublements ne reparaissent plus, aucune souvenance de tout ce qui s'est passé.

Le ventre reste douloureux encore une huitaine de jours, il se détend à la suite d'une diarrhée abondante de matières bilieuses.

Le 20, un peu de bouillon est supporté, et une bonne convalescence s'établit.

———————

La première de ces deux malades veut nous tuer; nous inspirons à la seconde une frayeur terrible ; le cerveau chez toutes les deux est affecté, mais ce qui se passe chez la dernière est curieux : quelques paroles sans suite avec les membres de sa famille, puis au même moment idées lucides, raisonnement juste, confession de ses fautes à M. le curé, bienveillance pour lui, horreur pour les médecins, pauvres médecins!... cessation à cinq heures de tous ces symptômes, aucune souvenance de ce qui s'est passé ; tels sont les principaux traits qui ont caractérisé ce délire vraiment étonnant.

Le sulfate de quinine à très-haute dose a triomphé de ces deux affections.

38ᵉ OBSERVATION.

Délire violent résistant aux émissions sanguines copieuses, cédant au sulfate de quinine, reparaissant à la cessation de son emploi, et disparaissant complètement par l'écorce du Pérou continuée pendant un temps suffisant.

Gilly, remouleur, 50 ans, robuste, humeur tranquille, entra à l'hospice de Vaison le 1ᵉʳ mars 1840, se plaignant de douleurs vagues; pouls petit, concentré, constipation opiniâtre depuis quelques jours.

(*Diète, tisane acidulée, lavements.*)

Pendant huit jours, l'état de ce malade ne s'aggrava point ; il y avait chaque soir un léger redoublement.

Dans la nuit du 10, on vint m'appeler, me disant qu'on ne pouvait plus être maître du malade, qu'il était sorti de son lit, et qu'on avait été obligé d'employer la force pour le retenir. Je le trouvai dans un véritable accès de fureur; on lui avait lié les pieds et les mains ; il était sourd à toute espèce de raisonnements.

(*Saignée du bras copieuse, affusion d'eau froide sur la tête, sinapismes aux extrémités.*)

Cet état dure jusqu'au lendemain dix heures ; il re-couvre les sens et demande pardon aux assistants des peines qu'il leur a données ; ventre tendu, ballonné, lán-gue rouge, dents fuligineuses, pétéchies sur la poitrine et sur les membres.

(*Nouvelle saignée.*)

Demi-heure après, fureur pareille à celle de la nuit, il ne reprend ses sens que le lendemain matin.

(*40 sangsues à l'anus.*)

Le soir, un délire aussi violent s'empare encore de lui, le pouls est tendu, face rouge, conjonctives injectées, hy-pogastre douloureux.

(*Saignée du bras de 20 onces.*)

Le matin, il y a du mieux, mais la figure est toujours rouge, la tête pesante.

(*50 sangsues aux molléoles.*)

Les paroxismes sont aussi violents et se montrent d'une manière irrégulière ; les petites plaies faites par les pi-qûres des sangsues prennent une teinte noirâtre, les pé-téchies augmentent et deviennent livides.

(20 grains de sulfate de quinine.)

Le redoublement suivant est moins fort ; deux plaies faites aux gras des jambes par des vésicatoires que j'avais appliqués, sont saupoudrées avec 30 grains de quinine ; j'en frictionne les membres avec 40 grains et les redoublements disparaissent ; le malade est laissé libre dans son lit, il est très-affaissé.

Je suspends la quinine ; le 18 au matin, un nouvel accès se déclare, on est obligé d'attacher de nouveau le malade.

(40 grains de quinine sur les plaies des vésicatoires et en frictions.)

Plus de redoublements ; le quinquina est continué pendant huit jours, et Gilly n'entre en convalescence que le 10 avril, après avoir présenté des symptômes adynamiques, qui ont cédé à une tisane adoucissante, à des cataplasmes émollients sur l'abdomen, et à une diète rigoureuse.

————

Cette observation est très-intéressante ; malgré des émissions sanguines abondantes, le délire continue ; du quinquina est donné et les redoublements cessent, le malade devient tranquille, quoique prostré ; on suspend la quinine et les redoublements se montrent de nouveau, avec la même intensité ; ce n'est qu'en continuant l'écorce du Pérou qu'on parvient à détruire des accès qui étaient vraiment effrayants.

CHAPITRE IV.

De la fièvre typhoïde, grave, compliquée.

39e OBSERVATION.

Gastrite avec redoublements violents ; délire et désir de frapper les médecins ; émissions sanguines générales et locales; sulfate de quinine à haute dose , guérison.

Jean Guintrand, de Vaison, domestique chez M. de Montfort, tempérament lymphatico-sanguin, se mouille à la fin de juin 1835, et éprouve pendant quelques jours du malaise avec anorexie, céphalalgie sus-orbitaire.

M. Roustan, ancien chirurgien des armées, est appelé: il trouve la langue rouge, douleur épigastrique, soif, prescrit des *tisanes adoucissantes, diète.*

Pendant quelques jours la maladie reste stationnaire; le 7 juillet au matin, il y a un peu de fatigue qui se continue dans le jour ; le soir le malade est mieux, la nuit est assez tranquille.

Le 8 au matin, délire furieux, on est obligé de contenir Guintrand ; je suis appelé, je m'approche pour explorer le pouls, d'un bond il s'assied sur son lit, me prend aux cheveux, m'entraîne à lui et m'aurait infailliblement assommé, si les personnes qui se trouvaient dans la chambre ne m'eussent secouru ; M. Roustan entre, il ignorait ce qui venait de se passer et s'approche du malade ; avec un sourire malin, un air de contentement qu'on ne saurait dépeindre, Guintrand dit : quant à celui-ci, je ne le manquerai pas, et il lui lance un coup de poing, que M. Roustan esquive ; je veux examiner les pieds pour m'assurer s'ils sont chauds ; il replie sa jambe droite sur sa cuisse et annonce qu'il va me lancer un coup de talon dans l'estomac ; il se plaint d'avoir un trou à la tête.

Etant fortement contenu, j'explore : langue rouge et sèche, lèvres sèches, fendillées, figure animée, yeux étincelants, pouls vif, accéléré, irrégulier, soubresauts des tendons, quelques contractions des muscles de la face, peau brûlante et sèche, en appuyant fortement la main sur l'épigastre, on s'aperçoit que le malade souffre, pétéchies sur la poitrine et sur les membres, constipation.

A 3 heures du soir, le délire cesse, coma pendant une heure ; le malade connaît, mais il est très-abattu.

*(Saignée du bras d'une livre, 30 sangsues à l'épigas-
tre, deux heures après et à dix heures du soir; 12 grains
de quinine à l'intérieur, 20 grains en frictions.)*

Le lendemain matin, un petit redoublement survient,
mais il cesse à midi ; même dose de quinine administrée de la même manière.

Plus de redoublements; il reste un peu de stupeur,
de ballonnement du ventre, qui se dissipent par l'usage
des tisanes adoucissantes et de la diète, le quina a été
continué à une moindre dose pendant quelques jours; au
plus fort de son délire, Guintrand a toujours connu
madame de Montfort, et quand il a eu recouvré ses sens,
il n'a eu aucune souvenance de ce qui s'était passé.

Cette observation, comme les deux précédentes, comme
celle qui va suivre, nous montrent les malades bien mal
disposés envers les médecins ; chez ce dernier surtout, si
nous n'avions eu de prompts secours, nous courions quelques risques entre les mains d'un homme fort et vigoureux, et dont les forces étaient doublées par la violence de
l'excitation cérébrale ; il était d'autant plus à redouter, que
dans son délire, avec l'envie de nuire, il savait très-bien
distinguer des autres personnes qui l'entouraient les deux

médecins qui lui donnaient des soins. Il fallait voir avec quelle adresse, quelle promptitude il savait distribuer ses coups ; il n'était pas moins curieux de considérer cette satisfaction anticipée qu'il paraissait éprouver alors qu'il croyait pouvoir faire du mal, lui, qui en santé, est tant disposé à faire le bien ; et, au milieu de cette excitation cérébrale, il conservait toujours pour madame de Montfort ce profond respect, que lui portent, d'ailleurs, tous ceux qui ont le bonheur de l'approcher.

La gastrite céda bien vîte à une forte application de sangsues, et le sulfate de quinine enraya dans leur marche des accès qui donnaient naissance à des symptômes si formidables.

40e OBSERVATION.

Délire violent et coma profond ensuite, affection concomittente du cœur, saignée, sulfate de quinine, guérison.

Denis L'homme, granger à Saint-Romain-en-Viennois, cultivateur, 52 ans, père de sept enfants, s'alite le 20 septembre 1835, après quelques jours de malaise, qu'il ne peut rapporter à aucune cause ; M. Castanié lui donne des soins pendant quelques jours ; le mal n'augmente pas.

Le 25, un frisson se déclare sur le soir; la nuit est agitée.

26. Céphalalgie générale très-intense, figure rouge, yeux injectés et gonflés, langue sèche et rouge, plaques blanches sur les gencives, légère douleur sur le flanc droit; à six heures du soir, sans frisson initial, perte de connaissance, délire fugace.

J'arrive à huit heures auprès du malade, j'y trouve M. Castanié; pommettes très-injectées, yeux roulants dans les orbites, rouges et gonflés, langue blanche au milieu, rouge sur ses bords et à sa pointe, dents et gencives légèrement fuligineuses, peau brûlante, pouls excessivement développé, irrégulier, battements tumultueux du cœur, très-étendus, ils s'entendent parfaitement du côté droit de la poitrine, respiration haute, fréquente, les carotides battent avec force; le malade est sans connaissance.

(Saignée du bras d'une livre et demie.)

Demi heure après la saignée délire furieux; le malade, qui paraissait ne nous avoir vu ni connu, demande un fusil pour tuer, dit-il, MM. Castanié et Watton : je croyais, disait-il, que ces deux hommes avaient du sens, qu'ils étaient probes, honnêtes, mais à présent je m'aperçois qu'ils sont des scélérats, des assassins; ils m'ont saigné, moi, père de sept enfants, tout exprès pour me tuer; c'est la saignée qu'ils m'ont faite qui me tue ; apportez donc. criait-il en redoublant de rage, apportez un fusil, que je leur brûle la cervelle. Les assistants étaient nombreux, la femme et les enfants nous regardaient de travers, ils étaient disposés à faire chorus avec le malade. Qu'on juge de notre position en présence de campagnards, de gens sans éducation ! nous étions mal à notre aise ; ce délire se continue jusqu'à deux heures du matin et un coma profond le remplace, il dure jusqu'à dix heures du soir ; (20 heures de temps) pendant le coma le pouls ne battait que 40 fois. Nous restâmes constamment auprès du malade ; il ouvre les yeux, regarde les assistants d'un air étonné et semble sortir d'un long sommeil ; il ne se rappelle de rien, pas seulement s'il a été saigné.

(60 grains de sulfate de quinine en 2 heures.)

A minuit léger délire, coma ensuite, mais peu prolongé.

(40 nouveaux grains de quinine.)

Cessation complète des redoublements.

Une diarrhée avec douleur sur la région iléo-cœcale persista encore pendant huit jours, après lesquels s'établit une franche convalescence.

Je constatai l'existence d'un anévrisme du cœur, auquel le malade succomba en 1838.

Quelle position affreuse pour des médecins!... sept enfants en pleurs, une femme désolée, autour d'un malade qui s'écrie sans cesse : les médecins m'ont assassiné, c'est la saignée qu'ils m'ont faite qui est cause de ma mort. Nul doute que si Denis eût succombé, cette mort n'eût rejailli sur nous ; mais notre conscience était tranquille, nous avions fait ce qui convenait, et malgré la position dans laquelle on nous avait placés, nous ne quittâmes pas le malade : on vient de voir que notre présence était utile.

La co-existence d'une maladie du cœur n'a-t-elle pas contribué à prolonger le coma, en poussant avec force, d'une part, le sang dans les vaisseaux cérébraux, et d'autre part, en s'opposant à son retour prompt par la gêne qu'il occasionnait dans l'acte respiratoire? Soumis aux lois vitales, nous sommes aussi sous l'influence des lois physiques, et dans cette circonstance, ces dernières n'ont-elles pas eu leur part d'influence sur cet état comateux si long-temps prolongé, qui tenait sans doute à l'engorgement des vaisseaux cérébraux?

41ᵉ OBSERVATION.

Pneumonie avec délire et redoublements persistants après des émissions sanguines, et disparaissant après l'administration du sulfate de quinine.

Chabert, cultivateur, 45 ans, tempérament sec, domicilié à Sablet, n'ayant jamais été malade, se plaignit, le 20 août 1839, après un frisson, de douleurs au côté droit, râle crépitant à la base du poumon, pouls plein, crachements sanguinolents, langue sèche, gencives blanches, ventre balonné.

(*Saignée de 20 onces.*)

Redoublement le soir, loquacité dans la nuit.

23. *16 sangsues sur le point douloureux, lavement laxatif.*

Le soir, redoublement avec délire, même état du ventre.

24. *10 nouvelles sangsues sur le point douloureux.*

Réapparition du redoublement avec délire.

(15 *grains de quinine pendant l'intermission.*)

Le redoublement est moins fort, du quina est encore donné les jours suivants, les redoublements cessent,
la pneumonie tend à la résolution, et la convalescence s'é-
tablit le 8 septembre.

Malgré l'usage des saignées générales et locales qui
étaient parfaitement indiquées, et qu'en pareille circonstance, lorsque rien ne s'y oppose, on doit faire précéder
de l'emploi d'autres moyens thérapeutiques, la pneumonie
ne cédait point ; des redoublements s'annonçaient tous les
soirs, et sous l'administration du sulfate de quinine la
fluxion de poitrine et les accès disparaissent ; la convalescence ne se fait pas attendre.

42ᵉ OBSERVATION.

Pleurésie avec épanchement, redoublements, saignée, vésicatoire , sulfate de quinime , mort.

Gourbin, d'Entrechaux, 52 ans, chantre à la paroisse,
se plaignait depuis environ un mois de légères douleurs
dans la poitrine, avec difficulté de respirer, il toussait sans
expectorer, lorsque, le 23 novembre 1839, il fut pris, sur

le soir, d'un frisson violent, auquel succéda une vive chaleur.

Je me rends auprès de lui le 24; il accuse une douleur vague et générale de la poitrine, la respiration est un peu gênée, mais point accélérée, peau chaude, pouls vif et fréquent, pommettes rouges, langue blanchâtre au milieu, rosée sur ses bords et à sa pointe, plaques blanches sur les gencives et à l'intérieur des lèvres, peu de soif, ventre météorisé, sans douleur, pétéchies sur les membres, abattement, urines claires ; je ne vois point d'indication précise.

(*Diète, tisane de riz.*)

Quelques jours se passent dans cet état.

Le 29 dans la nuit, délire.

30 au matin, le délire a cessé, mais la respiration est plus gênée, son mat des deux côtés de la poitrine, bruit respiratoire, nul dans une grande étendue, œgophonie ; je n'eus plus de doute sur l'existence d'un épanchement pleurétique.

(*Saignée de 10 onces.*)

Délire dans la nuit.

31. Abattement plus grand, météorisme plus prononcé, diarrhée.

(20 *grains de sulfate de quinine.*)

Nouveau redoublement, amendement le matin.

(*Des vésicatoires au bras.*)

1ᵉʳ décembre. 20 *grains de quinine;* il n'y a plus de délire la nuit, mais la fatigue est grande.

Les plaies des vésicatoires sont saupoudrées avec de la quinine ; des diurétiques sont administrés sous toutes les formes, la respiration s'embarrasse de plus en plus, l'épanchement augmente graduellement, et le malade succombe le 24 décembre au matin.

Gourbin avait une fureur pour le chant, il ne manquait jamais une occasion de se montrer au lutrin ; sa poitrine se prit, un épanchement pleurétique se forma insensiblement ; c'est dans cet état que les symptômes les mieux prononcés de la fièvre typhoïde apparaissent : la respiration s'embarrasse à chaque redoublement ; le sulfate de quinine amende bien les accès, mais la lésion pleurétique est avancée, un épanchement considérable se forme, et le malade succombe à cette complication.

43e OBSERVATION.

Gastrite, redoublements avec délire, sangsues sur l'épigastre, sulfate de quinine après, et malgré la présence d'un érysipèle à la face, guérison.

Marie Roux, femme Chave, du Crestet, tempérament sanguin, 27 ans, n'ayant jamais été malade, se plaint, le 30 septembre 1838, de douleurs épigastriques accompagnées de quelques vomissements bilieux ; elle se néglige pendant huit jours; je suis appelé le 7 octobre.

Couché en supination, figure rouge, céphalalgie sus-orbitaire, conjonctives injectées, lèvres rouges et sèches, gencives rouges parsemées de taches blanches, soif vive, chaleur âcre de la peau, pouls 100, vif, accéléré, épigastre douloureux, quelques légers vomissements d'une matière bilieuse, ventre météorisé, souffrant à la région cœcale, constipation, cinq à six taches typhoïdes sur le sternum, plus de fatigue la nuit que le jour.

(*20 sangsues sur l'épigastre, tisane de riz, diète ab-solue.*)

8. Epigastre toujours douloureux, soif vive, la nuit a été agitée, il y a eu délire.

(20 *nouvelles sangsues sur la région de l'estomac.*)

Elles coulent bien ; la langue s'humecte dans le jour, la soif est moins vive ; mais le soir à huit heures, refroidissement des membres inférieurs, chaleur très-grande après, délire.

9. Air d'hébétude, les pétéchies ont gagné les membres, fuliginosités brunâtres sur les gencives, gonflement avec rougeur en-dessous de l'oreille droite.

(20 *grains de quinine en frictions sur les membres,* 10 *grains en lavéments.*)

A six heures nouveau froid des extrémités inférieures ; délire violent jusqu'à deux heures du matin.

10. La rougeur que j'avais remarquée la veille en-dessous de l'oreille droite a gagné la face du même côté : c'est un érysipèle.

La peau est âcre, pouls petit, concentré, surdité, stupeur, affaissement.

(30 *grains de quinine en lavements ,* 30 *grains en frictions.*)

Le soir, léger refroidissement, délire seulement pendant deux heures.

11. Même dose de quinine, et les redoublements ne reparaissent plus.

L'érysipèle, à mesure qu'il gagne le côté gauche de la face, diminue du côté droit, et la desquammation s'opère au bout de huit jours; tous les autres symptômes s'amendent, une diarrhée bilieuse s'établit, et le 20 octobre la malade entre en convalescence.

Dans cette observation, nous voyons en arrivant une gastrite avec symptômes bilieux (fièvre bilieuse des auteurs); 20 sangsues sont appliquées à l'épigastre, elles ne produisent aucun amendement; 20 nouvelles sangsues calment l'irritation gastrique, la langue s'humecte, mais le soir, redoublement avec délire; le sulfate de quinine en frictions et en lavement amende les accès; un érysipèle survient, les symptômes s'aggravent, la maladie prend la forme adynamique. Le sulfate de quinine arrête les paroxismes; l'érysipèle parcourt ses périodes; la desquammation arrive le huitième jour, et une bonne convalescence s'établit.

Si dans ce cas, avec la tournure que prenait la maladie, nous n'avions arrêté les redoublements, cette malade aurait subi probablement le sort des malades qui ont

vu leur fièvre typhoïde compliquée d'érysipèle, et dont les
observations sont rapportées dans une foule d'écrits.
Mais est-ce à l'apparition de l'érysipèle que l'on doit attribuer la mort en pareille circonstance? Dans la fièvre
typhoïde, toute complication est grave ; nous ne pourrions affirmer que les symptômes adynamiques survenus
à mesure que l'érysipèle s'est montré, fussent dus à la
présence de cet érysipèle ; une fois les redoublements arrêtés, il a parcouru ses périodes avec régularité, et n'a pas
paru avoir une influence marquée sur la marche et la terminaison de l'affection principale.

FIN DES OBSERVATIONS.

CHAPITRE V.

La fièvre typhoïde, qui à elle seule comprend toutes les fièvres essentielles des auteurs, est de nature rémittente.

Etude scrupuleuse des différentes parties, qui, par leur réunion, constituent l'ensemble de l'organisme ; connaissance approfondie du jeu de nos organes et des relations plus ou moins intimes qui les lient entre eux, soit en santé, soit en maladie ; recherches minutieuses des désordres cadavériques : tels ont été les travaux auxquels on s'est livré avec le plus grand soin depuis la fin du dernier siècle, et dont les résultats ont été consignés dans une foule d'écrits dont quelques-uns sont marqués du sceau de l'immortalité. Mais malgré ces rapides progrès de la science, l'observateur éclairé s'est vu forcé, par la puissance irrésistible des faits, d'avouer que, dans certaines affections, les dérangements organiques ne peuvent pas toujours seuls rendre un compte exact des symptômes que l'on observe ; c'est surtout en étudiant la fièvre typhoïde que l'on s'est convaincu de cette vérité, et les hommes de mérite qui se sont occupés de cette maladie, ont été amenés à grouper, dans cette seule affection, toutes les fièvres essentielles des auteurs, que la doctrine physiologique paraissait avoir pour toujours rayée du dictionnaire médical. Les faits que nous venons de rapporter peuvent-ils jeter quelques éclaircissements sur ces matières importantes? C'est ce que nous allons examiner.

Dans la description de leurs fièvres essentielles, les écrivains en ont fait autant de classes qu'il y avait de symptômes prédominants; de là, les dénominations de fièvres synoque ou inflammatoire, gastrique ou bilieuse, muqueuse ou adéno-méningée, vermineuse, putride ou adynamique, maligne ou ataxique, etc. ; ce sont ces dénominations diverses données à une maladie qui ne diffère que par la forme, mais dont le fond est toujours le même, qui a retardé les progrès de la science. Si ces classes diverses avaient toujours conservé leur premier caractère, qu'elles ne se fussent pas mariées entre elles, on pourrait jusqu'à un certain point concevoir que cette méthode pouvait avoir quelque utilité; mais tantôt dès le début, quelquefois après quelques jours de marche, elles se confondaient, et alors c'était des inflammatoires bilieuses, des ataxiques inflammatoires, des bilio-nerveuses, des ataxo-adynamiques, des muquoso-vermineuses, etc. Le traitement qui convenait à l'une était exclu par les symptômes que présentait l'autre, et au lit du malade le médecin se trouvait dans le plus grand embarras. Depuis les progrès incontestables que la médecine physiologique a fait faire à la science, la doctrine de ces fièvres a subi d'importantes améliorations. Broussais, avec ce coup-d'œil pénétrant qui le caractérisait, a placé leur siége primitif dans la muqueuse intestinale. Les nécropsies nombreuses qu'il a pratiquées lui ont toujours fait découvrir des traces plus ou moins profondes d'inflammation de cette membrane, lorsque les individus succombaient à quelqu'une de ces fièvres ; ceux qui ont étudié la maladie typhoïde, ont presque constamment trouvé des désordres dans le tube intestinal des personnes qui mouraient des suites de cette affection ; mais, à l'exemple de Broussais, ils nont pas tous attribué ces désordres à l'irritation, et ne les ont pas considérés comme constituant toute la maladie. Je crois qu'ils ont eu raison sur ce dernier point ; mais je crois que quelle que soit la nature de cette cause, l'irritation n'a pas moins présidé à leur formation.

Toujours résulte-t-il de ces travaux, que, dans ces sortes de fièvres, le médecin doit porter un regard scrupuleux sur le tube digestif, et ne doit point négliger l'examen de l'encéphale et de ses dépendances ; c'est là d'abord un grand progrès.

Si on a lu avec quelqu'attention les faits que nous avons cités, on a dû s'apercevoir quelle était notre opinion sur la fièvre typhoïde. Dans toutes les observations que nous avons rapportées, comme dans celles que nous ont fournies nos confrères, des redoublements se sont toujours fait remarquer; peu intenses ils disparaissaient par l'usage d'une médication anti-phlogistique, plus graves ils cédaient à l'emploi du sulfate de quinine; de ces faits nombreux, qui ne s'élèvent pas à moins de cinq cents, recueillis sur une population de vingt mille âmes, nous pensons pouvoir conclure que la maladie typhoïde est une fièvre rémittente.

Cette manière de considérer cette fièvre n'est pas le résultat exclusif de nos propres observations et de celles qui nous ont été fournies; notre conviction a été raffermie par la lecture des anciens et par celle des modernes.

Dans presque toutes les observations rapportées par M. Andral, dans son tome trois de *Clinique médicale*, il a existé des redoublements; j'en ai comparé quelques-unes qui avaient avec les nôtres la plus grande ressemblance; et s'il existait quelques doutes sur la fréquence de ces redoublements, nous n'avons pour les dissiper qu'à lire le pages 562 et 563; voici ce qu'il y est dit:

« D'abord, chez plusieurs individus, le début de la maladie est marqué par cette sensation de refroidissement qui constitue le frisson ; au bout de quelques instants ou de quelques heures, la chaleur le remplace et il ne se montre plus. Mais bien souvent ce frisson initial manque complètement.

« Soit que la maladie ait commencé par ce frisson, soit qu'il ne survienne qu'après quelques jours dè malaise général, de céphalalgie, d'anorexie et même de diarrhée, soit enfin que la fièvre s'établisse, sans qu'aucun frisson en ait signalé l'invasion, il arrive dans un certain nombre de cas que, pendant le cours de la maladie, le frisson se manifeste d'une manière périodique, le plus ordinairement vers le soir, tantôt tous les jours, tantôt tous les deux jours seulement ; ce frisson est suivi d'une forte chaleur, et à celle-ci succède assez souvent, mais pas toujours, une sueur plus ou moins abondante. Ces accès peuvent ainsi se renouveler un certain nombre de fois, puis ils cessent, et la fièvre ne se montre plus que simplement continue. Nous avons vu ces accès disparaître à la suite de l'emploi des moyens les plus divers, tantôt des émissions sanguines, tantôt du quinquina, tantôt des vomitifs ; nous les avons vus d'autres fois disparaître spontanément, après que les malades avaient séjourné quelques jours à l'hôpital.

« Chez la plupart de nos malades, nous n'avons vu aucun symptôme grave accompagner le retour de ces accès ;

chez d'autres, *ils ressemblaient à de véritables accès de fièvre pernicieuse;* dans un de ces cas, le retour de ces accès parut être prévenu par l'administration du quinquina en lavement; dans un autre cas, ce moyen ne fut pas employé, et la mort eut lieu après le troisième accès.

« On observe chez les individus atteints de fièvres graves, d'autres formes de refroidissement qui ne ressemblent plus au frisson d'un accès de fièvre; on voit alors, soit dans sa totalité soit dans quelques points de son étendue, la peau perdre tout-à-coup sa chaleur et présenter un froid cadavérique, qui tantôt persiste jusqu'à la mort, et tantôt est suivi du rétablissement de la chaleur.

« Nous avons vu quelques malades chez lesquels la fièvre continue avait été précédée par des accès de fièvre intermittente; nous en avons vu d'autres chez lesquels une fièvre intermittente survint pendant la convalescence d'une fièvre continue. »

Ajoutons à ce que dit M. Andral, du froid et du refroidissement, l'augmentation de la chaleur, le développement du pouls et son accélération à des époques données, et nous acquerrons la certitude complète que ses malades ont présenté des redoublements semblables à ceux qu'ont offerts ceux dont nous avons rapporté l'histoire.

L'ouvrage de M. Chomel abonde en pareilles observations; je me contenterai de faire remarquer les

30ᵉ et 32ᵉ, qui offrent des redoublements plus saillants que béaucoup de celles que nous avons rapportées : d'ailleurs, si dans ces observations ce professeur n'a pas toujours relaté les redoublements, chose à laquelle il paraissait attacher très-peu d'importance, il en a fait une mention expresse à la symptômatologie de l'affection typhoïde. Voici comment il s'exprime à la page 8 :

« La nuit, l'insomnie est continuelle ou presque continuelle, et, même dans ces derniers cas, les courts instants de sommeil sont accompagnés de rêves pénibles, dont le malade paraît conserver l'impression et qu'il confond avec l'état de veille ; aussi lorsqu'on lui demande s'il a dormi pendant la nuit, il répond ordinairement qu'il n'a pas fermé l'œil, bien que le rapport de l'infirmier ou du garde-malade apprenne qu'il a paru assoupi pendant une partie de la nuit ; c'est cet état que les pathologistes ont désigné par le nom de coma vigil. »

Pages 34 et 36 il dit :

« Au lieu de la stupeur et de ses différents degrés que nous venons de parcourir, les malades présentent souvent un état d'excitation des facultés intellectuelles, qui se manifeste par le délire. Ce phénomène présente les plus grandes variétés sous le rapport de l'intensité et de la durée, quelquefois on ne l'observe que le soir et pendant la nuit, et il cesse avec le *paroxisme* pendant le jour, quelquefois il est continuel ; chez quelques malades le délire est aigu et l'on est obligé d'avoir recours aux moyens violents pour les retenir.

« Il est même quelques cas à la fin de la seconde période, où le pouls descend au-dessous de sa fréquence normale, et offre, par exemple, quarante ou cinquante pulsations par minute. *Les paroxismes ont constamment lieu le soir, quelquefois à peine sensibles, d'autres fois violents, et plus rarement précédés de frissons et suivis de sueurs que dans la première période.* »

MM. Petit et Serre sont encore plus explicites. « La douleur abdominale est peu vive et profonde, disent-ils, elle ne se fait sentir que dans la région cœcale et à une pression un peu forte ; la langue est superficiellement recouverte d'un enduit gris foncé, les dents sont sèches, la soif est vive, *le pouls est à peine accéléré pendant la journée ;* la physionomie des malades présente l'expression de l'abattement et de la tristesse, l'œil est terne, le teint décoloré et livide, surtout autour des lèvres et des ailes du nez ; le malade est couché sur le dos, il a une répugnance extrême au mouvement, la peau est extrêmement sèche et rugueuse, l'intelligence est engourdie, obtuse bien que conservée, les réponses sont lentes, mais justes, *et quand vient le soir, le pouls s'accélère, la peau devient un peu brûlante, la sclérotique s'injecte, et il se déclare un délire fugace dont on tire difficilement le malade en fixant son attention. Ce paroxisme dure toute la nuit. »*

Si nous parcourons la série des fièvres essentielles de Pinel, nous trouverons, depuis la fièvre inflammatoire qui, dit-il, offre peu de paroxismes, mais qui en offre pourtant, ainsi qu'il le dit page 63, jusqu'à la fièvre ataxique, que toutes présentent des redoublements on ne peut plus tranchés ; et ici nous ne comprendrons même pas, pour mieux faire ressortir ces redoublements, les fièvres rémittentes qu'il a décrites et qui ne sont telles, selon lui, qu'alors qu'elles s'annoncent par un frisson au début, et une chaleur et une sueur à la fin.

L'espèce bilieuse continue, dit-il, s'annonce : au début , frisson plus ou moins violent auquel succède une chaleur âcre, mordicante, douleur de tête à la région frontale, au-dessus des orbites, amertume de la bouche, enduit muqueux et jaunâtre de la langue, tension douloureuse à l'épigastre qui augmente par le toucher, un ou deux *paroxismes pendant la journée.* Viennent ensuite la fièvre rémittente gastrique simple, la fièvre rémittente avec symptômes inflammatoires gastriques, la fièvre meningo gastrite rémittente qui se montre, dit-il, avec les mêmes symptômes de la fièvre gastrique continue et des accès en chaud et en froid, **mais** que nous nous abstenons de décrire par les motifs plus hauts exposés.

L'espèce muqueuse bilieuse continue offre les symptômes suivants : au début, horripilation ou sentiment de froid sans tremblement, nausées ou vomissements spontanés d'un liquide visqueux et sans saveur ; dans le cours de la maladie, chaleur modérée, mais avec des *exacerbations nocturnes et des douleurs contusives dans les membres*, assoupissement, morosité sombre, éruptions d'aptes, disurie par intervalles, sueur d'une odeur acide; puis ensuite sont décrites les fièvres rémittentes muqueuses et les intermittentes de la même nature, toujours avec frissons et chaleur.

Dans la fièvre adynamique continue, il ne se sert pas du mot paroxismes, mais il mentionne les rêvasseries ou le léger délire. Enfin l'ataxique continue, qu'il divise en sporadique contagieuse, lente nerveuse, cérébrale, présente au début : frissonnements, suivis d'un léger sentiment de chaleur, pouls faible et variable, air égaré, *exacerbations irrégulières, alternatives d'une excitation vive* marquée par l'agitation et le délire et d'une affection soporeuse plus ou moins profonde, variations de la chaleur animale, soit pour sa distribution inégale, soit pour son intensité, etc.

Un volume ne suffirait pas si je voulais rappeler les descriptions de ces fièvres données par Pringle, Tomassini, Tissot, Wagler, Rœderer et Stoll, etc., et qui toutes ont offert les mêmes redoublements.

Les auteurs que nous venons de citer avaient donc dû être bien frappés de leur existence pour les mentionner, ainsi qu'ils l'ont fait alors qu'ils paraissaient y attacher, sous le rapport de la pratique, une si faible importance ; dès le moment qu'on connaîtra toute la valeur de ces redoublements, nous sommes convaincu qu'on ne rapportera pas un seul cas de fièvre typhoïde, sans en faire une mention expresse.

Il est pourtant une circonstance fâcheuse qui s'est opposée jusqu'à ce jour, et qui pendant longtemps encore empêchera les médecins placés à la tête des grands centres maladifs, de pouvoir observer, ainsi qu'ils le désireraient, la fièvre qui nous occupe. La plupart des malades sont amenés assez souvent dans les hôpitaux à une époque avancée de la maladie, et alors que de rémittente qu'elle était à son début, elle s'est convertie en continue, soit par son ancienneté soit par des écarts de régime ou une médication peu convenable ; d'autres fois, les accès se sont tellement rapprochés, qu'il faut une grande habitude et une surveillance de tous les instants pour les bien saisir. Qu'on ajoute à tout cela le défaut de ren-

seignements, et on verra qu'il n'est pas toujours facile,
quelque ferme volonté que l'on y apporte d'ailleurs, de pouvoir étudier avec fruit une affection qui demande quelquefois une assiduité soutenue, pour pouvoir en saisir le
véritable caractère.

Cet inconvénient, quoique en général moins fréquent
dans la pratique particulière, s'est présenté quelquefois,
et nous avons alors pu vérifier l'exactitude de ce que nous
venons d'avancer.

43ᵉ OBSERVATION.

Arène François, maître charron à Vaison, tempérament lymphatico-nerveux, tombe malade dans les commencements d'octobre 1841 ; après quelques jours d'un
malaise général, il éprouve des coliques et un peu de
diarrhée ; il continue de manger ; redoublements tous les
soirs, s'annonçant par des douleurs vagues dans les
membres, agitation dans la nuit, faiblesse assez prononcée. On le gorge de café, de chocolat, de bons vins vieux
pour relever ses forces abattues ; l'abdomen se tend, devient douloureux, la bouche se sèche et la diarrhée augmente. Je suis appelé le 2 novembre, 24 jours après
l'invasion de la maladie.

Depuis cinq jours les redoublements n'ont plus reparus ; j'observe, mais je n'en aperçois aucune trace, quelques bouffées de chaleur seulement de temps à autre; la fièvre est continue, amaigrissement prononcé, peau sèche, chaude, pétéchies sur différentes parties du corps ; la céphalalgie qui existait dans les' commencements ne se fait plus sentir ; œil morne, figure pâle, traits tirés, aspect particulier de la physionomie que l'on ne peut dépeindre, mais qui vous frappe chez les individus arrivés à une certaine période de la fièvre typhoïde ; lèvres rouges, langue également rouge dans toute son étendue, sèche, quelques légères plaques blanches sur les gencives, trois ulcérations à fond grisâtre dans l'intérieur de la bouche, pouls petit, accéléré, aphonie légère, respiration libre, épigastre légèrement douloureux, mais point élevé, ventre balonné, douleur à sa partie inférieure, commencement de chute du rectum avec vive douleur lorsque le malade veut aller à la selle, urines rouges légèrement briquetées, selles liquides.

La veille du jour que je vis le malade, il se trouvait en plein midi dans son atelier, assis sur un fauteuil, il prenait pour un fusil simple un essieu de charrette en fer, volumineux, que l'on avait placé contre un mur, et on ne put le faire sortir de son erreur qu'en lui faisant palper cet essieu ; la nuit d'après, étant parfaitement éveillé, il voulait faire lever sa femme, pour retirer, disait-il, de la broche des oiseaux qui se brûlaient.

Je prescrivis : *diète absolue, tisane de poulet, lavements adoucissants, et tous les deux jours un bain de siége.*

Huit jours de ce régime continué, tous les symptômes s'amendent ; le pouls fut moins faible et moins accéléré ; je fis appliquer six sangsues à l'anus qui produisirent un grand bien ; de temps à autre j'en faisais opposer 3, 4 seulement pour éviter une trop prompte chute des forces.

Le 22 novembre, léger bouillon d'agneau, et les jours suivants, l'alimentation fut un peu augmentée ; l'appétit devint vorace, Arène voulut le satisfaire et une rechute que j'avais prédite arriva ; ce ne fut qu'après 20 nouveaux jours de tisane de poulet prise modérément, une diète rigoureuse, des lavements et des fomentations, qu'un peu de bouillon encore put être supporté ; il a fallu des ménagements infinis pour rétablir une santé qui est restée chancelante jusqu'en fin février. Quand je m'occuperai de traitement, je n'omettrai pas cette intéressante observation.

Je pourrais citer plusieurs cas semblables ; j'ai pensé que celui-là seul suffirait.

A l'exemple de son maître, **M**. Boisseau, dans un ouvrage fait avec beaucoup de talent, et dont on ne peut contester la très-grande utilité, a voulu rattacher toutes les fièvres essentielles des anciens à une seule et unique cause,
l'irritation. Il n'a pas, comme Broussais, circonscrit leur
siége dans la muqueuse intestinale ; tous les organes ont
eu la funeste propriété de les produire ; ainsi la fièvre
inflammatoire, par exemple, se développe selon lui, tantôt sous l'influence d'une bronchite, d'une miotite, d'une
cystite, de l'inflammation du canal auditif, etc. ; personne que je sache, n'a jamais nié qu'une bronchite, un
rhumatisme, une inflammation aiguë de la vessie, etc.,
survenant chez des individus à sang riche, pléthoriques, ne
pussent donner lieu à la rougeur de la face, à la céphalalgie, à l'injection des capillaires, au battement des artères
temporales, aux mouvements tumultueux du cœur, à la
force et à la fréquence du pouls ; mais ce que j'ai appris,
c'est que tous ces symptômes ne suffisent point pour indiquer l'existence de cette fièvre ; il en est d'autres que
j'ai rapportés, que l'on peut consulter, et qui en forment le
caractère fondamental ; ce que j'ai également appris dans
mes lectures, c'est que les anciens n'ont entendu dési-
gner, sous le nom de fièvres essentielles, que celles qu'ils
ne pouvaient rapporter à la lésion d'un organe. Sans
doute qu'ils ont dû commettre de grandes erreurs, à une

époque où l'anatomie pathologique était encore dans l'enfance, en prenant pour des fièvres essentielles, ce qui
n'en était pas d'après le véritable sens qu'ils y attachaient,
et c'est autant à ces erreurs, que pour n'avoir pas compris qu'il n'était pas toujours nécessaire du frisson et de la
chaleur, pour que la fièvre fût rémittente, que le véritable caractère de cette fièvre a été méconnu.

Mais aujourd'hui que les symptômes en sont bien exposés, que la marche en a été fidèlement tracée, je pense
qu'il ne sera guère possible de la confondre avec nulle
autre. Or donc, comme les fièvres essentielles se rappor-
tent toutes à l'affection typhoïde, ainsi qu'on l'a démontré, ainsi qu'il en conste de nos observations, dès
qu'on aura bien étudié celle-ci, on connaîtra parfaitement
les premières, et les méprises deviendront sinon impos-
sibles, du moins excessivement rares; ce sera encore
un grand pas de fait vers le bien, ce sera peut-être même
la fin de ces éternelles disputes qui ont fait tant de mal à
la science.

CHAPITRE VI.

Causes , contagion.

La connaissance intime d'une maladie peut s'acquérir par la cause qui la produit, par les symptômes qu'elle présente, comparés à ceux des maladies de même nature, enfin par les résultats de la médication qui a été employée.

Les causes des maladies ont subi d'innombrables divisions : ce n'est pas ici le lieu de m'en occuper ; je ne m'occuperai pas davantage de ces discussions sans fin qui ont eu lieu sur les causes cachées, et que l'on a désignées sous les noms de miasmes, d'influence délétère, d'empoisonnement miasmatique, de virus *sui generis*, etc., toutes causes qui ne peuvent être rigoureusement démontrées, et que l'on ne peut tout au plus considérer dans la plupart des cas, que comme des hypothèses, à défaut de la cause réelle que l'on a vainement cherchée.

Ce qui ressort de nos observations, c'est qu'à la fin de l'été et en automne, après les grandes chaleurs et des pluies abondantes qui survenaient ensuite, nous avons vu le plus de maladies typhoïdes; cette recrudescence de l'affection, qui peut être expliquée par l'état atmosphérique, peut aussi trouver une solution dans des causes que nous ne devons pas omettre de signaler.

Dans nos contrées méridionales, les principales productions sont la soie, le blé et la garance ; la perception de ces récoltes occupe une infinité de bras; dans les campagnes où le commerce est à peu près nul, le propriétaire et le manouvrier y emploient la majeure partie de leur temps; c'est en bravant chaque jour, pendant seize heures, l'ardeur d'un soleil brûlant, qu'ils parviennent à arracher à la terre ces productions importantes. Aussi remarque-t-on généralement, à la fin de l'été, que la santé des gens de la campagne est bien loin d'être aussi florissante qu'aux autres époques de l'année; aussi les médecins du midi de la France ont-ils observé de tous les temps que c'est à cette époque également que les maladies sont les plus nombreuses; aussi pensons-nous que c'est à ces fatigues incessantes que nous devons attribuer une des causes les plus fréquentes de la fièvre thyphoïde. Une foule de nos observations viennent à l'appui de cette opinion.

Il est une autre cause qui nous a paru également bien déterminante de cette affection, c'est le passage subit du chaud au froid ; les observations 6ᵉ, 7ᵉ, 10ᵉ, 14ᵉ, 17ᵉ, 19ᵉ et 25ᵉ, etc., sont là pour l'attester.

A la suite de chagrins longtemps prolongés, le sujet de l'observation 9ᵉ fut pris d'une fièvre typhoïde bénigne.

De tous les individus que nous avons traités de cette maladie, nous n'en avons vu aucun qui eût fait un usage immodéré de liqueurs alcooliques; nous ne prétendons pas nier pour cela, que cet usage et celui d'un régime excitant, ne soient des causes éminemment prédisposantes de l'affection typhoïde.

Nous ne pouvons dire avec M. Chomel que l'état puerpéral soit en quelque sorte un préservatif de cette affection; nous avons observé trois cas, quoique nous n'en ayons mentionné qu'un, où cette maladie est survenue chez des femmes en couche, et comme ce professeur ne fonde son opinion à ce sujet que sur ce qu'on n'a pas, sur une foule d'autopsies faites, constaté la lésion des glandes de Peyer et de Brunner, il pouvait bien être dans l'erreur. Nous ne pensons point que la fièvre typhoïde ne puisse être caractérisée qu'anatomiquement; car si cela était admis, il en résulterait que ce ne serait que les cadavres qui pourraient nous fournir un diagnostic certain ; il est des signes pour un médecin, qui souvent a vu cette maladie, qui ne peuvent guère le tromper. Eh! bien, nous croyons pouvoir affirmer, que chez la Meffre (observation 15ᵉ), il existait une véritable fièvre typhoïde, ainsi que chez les deux autres femmes que nous avons soignées, quoique aucun signe n'indiquât la lésion des follicules; la cause morbifique, si je puis ainsi m'exprimer, paraissait s'être portée sur l'utérus, et chez ces trois malades, ce fut sur lui, tout en surveillant les redoublements avec l'attention la plus scrupuleuse, que nos vues étaient dirigées, et si la maladie fût devenue mortelle, on aurait probablement constaté l'existence d'une métrite ou d'une péritonite, et pourtant l'affection principale n'aurait pas moins été une fièvre typhoïde.

Si nos opinions diffèrent sur ce point avec celles de ce savant professeur, nous sommes heureux de nous accorder sur tant d'autres, d'avoir remarqué comme lui, que la vieillesse est en quelque sorte préservatrice de cette maladie; nous n'avons eu à constater que deux cas typhoïdes chez des personnes au-dessus de soixante ans; et comme le dit fort bien M. Chomel, les maladies que l'on avait prises chez des vieillards pour des fièvres ataxiques et adynamiques, n'étaient que des phlegmasies spontanées, qui ont été distinguées depuis que les lésions organiques ont été mieux étudiées.

Il est une autre question qui n'a pas moins été con-

troversée que celle des causes, c'est la question de la contagion.

Les faits rapportés par M. Bretonneau, ceux observés
à l'Ecole militaire de la Flèche, ceux recueillis par MM.
Gendron, Leuret, Ruef et tant d'autres, paraissent ne
laisser aucun doute à l'égard de la contagion. Les médecins anglais sont éminemment contagionistes ; les médecins français ne le sont point généralement.

A l'article *cause* de son excellent traité typhoïde ,
M. Chomel discute avec une sagacité et une impartialité
remarquables, les raisons données pour et contre la contagion, et termine par les conclusions suivantes :

1° L'opinion adoptée par la plupart des médecins français, que l'affection typhoïde n'est pas contagieuse, ne
peut être admise comme chose démontrée ;

2° Si cette maladie est contagieuse , elle ne l'est qu'à
un faible degré et avec le concours de circonstances en—
core mal déterminées ;

3° Si des observations ultérieures démontraient dans
le typhus des lésions anatomiques, semblables à celles que
l'on rencontre dans la maladie typhoïde, l'identité de ces
deux affections serait mise hors de doute, et la question
de la contagion serait jugée.

A toutes ces affirmations d'une part, aux doutes émis
par des hommes très-recommandables, il ne nous est

malheureusement pas donné d'éclaircir une question aussi importante.

Vaison, capitale des Voconces, ville autrefois considérable, saccagée vers la fin du 12e siècle par Raymond de Toulouse, compte à peine aujourd'hui trois mille âmes de population. Cette ville est placée au centre de douze communes dont elle est le chef-lieu ; la rivière d'Ouvèze, à pente rapide, la divise en deux parties que réunit un pont romain d'une construction remarquable. Toutes les conditions hygiéniques semblent être réunies maintenant pour rendre cette ville et les communes environnantes, inaccessibles à des maladies épidémiques : position élevée des habitations exposées aux vents du nord, rues propres et larges, point d'eaux stagnantes depuis de longues années, terrain sec, sites agréables, aisance, sobriété et propreté des habitants ; tel est en raccourci la topographie médicale du lieu où j'exerce. Depuis 1828 jusqu'en 1834, j'avais peu vu de maladies typhoïdes graves ; mais à dater de cette dernière époque, elles devinrent plus fréquentes, et une recrudescence eut toujours lieu après les grandes chaleurs et des pluies abondantes. Les malades furent assez disséminés, pourtant j'ai eu à traiter dans quelques maisons deux typhisés à la fois ; à St-Marcellin, observ. 22, 23, 24, 25, il s'en est rencontré six dans deux habitations contiguës ; mais d'un autre côté, aucun médecin, aucune garde-malade que je sache, n'a été pris de fièvre typhoïde dans ma localité. Je me garderai bien d'affirmer que cette fièvre n'est point contagieuse; mais les faits que j'ai recueillis et les observations que j'ai faites, ne me permettent point, jusqu'à ce jour, d'admettre qu'elle se transmette par la voie de la contagion.

Nous n'avons pas à nous occuper de l'influence de l'acclimatement, comme cause de l'affection typhoïde. Vaison est trop peu considérable pour pouvoir tirer des inductions à cet égard ; d'ailleurs, les personnes qui viennent y prendre domicile, arrivent des pays voisins où le climat est le même. Cependant, nous remarquerons en passant que, sur cent personnes environ qui s'y sont fixées dans l'espace de six ans, neuf ont été affectées de fièvre typhoïde, toujours après moins de deux ans de domicile. Les observations faites à ce sujet par M. Petit d'abord, ensuite par MM. Andral, Louis, Chomel, etc., sur le plus grand nombre de sujets atteints de fièvre typhoïde, nouvellement arrivés à Paris, comparativement à ceux résidants depuis longues années dans la capitale, me paraissent on ne peut plus importantes et capables d'influer sur l'opinion de ces médecins, relativement à la cause productive de cette fièvre.

CHAPITRE VII.

Nouvelle preuve que la fièvre typhoïde est de nature rémittente

Aucun écrivain, je pense, ne conteste aujourd'hui que les fièvres rémittentes et les fièvres intermittentes ne soient d'une même nature ; ils se sont fondés, pour asseoir leur opinion à cet égard, sur ce que ces deux maladies se développent sous l'influence des mêmes causes, qu'elles se montrent sous le même type, et qu'elles se confondent quelquefois au point d'être méconnues par l'observateur le plus attentif. Or donc, en démontrant l'analogie qui existe entre certains symptômes qu'ont présentés nos typhisés et ceux qu'ont offerts d'autres individus atteints de fièvres intermittentes, nous apporterons une preuve de plus à l'appui de l'opinion que nous avons émise, sur le caractère rémittent de la fièvre typhoïde.

Ainsi que je l'ai dit, Vaison et les communes qui l'avoisinent ne sont plus exposées depuis longtemps aux émana-

tions marécageuses ; aussi les fièvres intermittentes y sont-
elles assez rares ; celles qui se sont montrées ont été par
nous observées avec soin, et nous avons constaté, qu'à
part la différence existant dans la rémission, qui, comme
on sait, est parfaite généralement dans les fièvres intermittentes, elles ont présenté des symptômes qui avaient
avec la plupart des fièvres typhoïdes la plus grande ressemblance.

Comme dans celles-ci, le frisson des fièvres intermittentes annonçait toujours le premier accès ; mais sur cinquante cas de ces fièvres que nous avons vu, ce frisson
manquait après le premier, le second, quelquefois le
troisième redoublement, et le premier période était annoncé par d'autres symptômes qu'un refroidissement :
première ressemblance avec nos faits typhoïdes.

De même que la terminaison de la plupart des redoublements typhoïdes n'a pas eu lieu par la sueur, de même
cette circonstance s'est fait remarquer pour beaucoup de
nos fièvres intermittentes : seconde ressemblance.

Chez Petit, du Crestet, dont nous n'avons pas cité l'observation, et chez notre fils (fait 24e), les redoublements
étaient annoncés par une toux sèche, opiniâtre, qui se
continuait pendant plus d'une demi-heure et à laquelle
succédaient un abattement profond, une fièvre très-forte et
une très-grande chaleur ; chez mademoiselle Faravel, de

Roaix, déjà citée, chez une fille de Brichet, de la même commune, et chez la demoiselle Barnier, de Vaison, les accès intermittents ne se décélaient que par l'existence de cette toux, qui était on ne peut plus fatiguante, qui *abîmait* les malades, qu'on me permette l'expression. Pendant les autres périodes du redoublement et pendant la rémission, chez les uns et les autres, la toux était à peu près nulle (1) : troisième ressemblance.

Chez Ferdinand, chez la Meluret, chez Arnaud, observations 8, 10 et 11, les redoublements s'annonçaient par une syncope ; chez Villet, tailleur d'habits à Vaison, et chez la femme Peyraldi, les accès de fièvre intermittente débutaient par les mêmes symptômes : quatrième ressemblance.

Clari, Désiré, observations 7e et 25e, ont vu débuter leurs redoublements, le premier par des douleurs dans les articulations, le second par des souffrances dans les membres, tellement fortes, que les voisins étaient fatigués par les cris qu'elles arrachaient à ce petit malade ; plusieurs de nos intermittents, ce qui, au reste, n'est pas rare, ont éprouvé, au début de leurs accès, des douleurs très-vives dans les membres et dans les reins. M. Bour-

____

(1) Je dis à peu près , car, dans l'etat de santé , il est rare qu'il n'y ait pas un peu de toux dans les 24 heures.

bousson nous a rapporté qu'étant appelé pour le nommé Balbis, de Sablet, qui éprouvait une forte douleur dans l'articulation scapulo-humérale droite, il s'aperçut que cette douleur disparaissait tous les jours à onze heures, pour reparaître deux heures après; qu'elle n'avait point cédé à des remèdes appropriés, que frappé de cette inter—mittence et de l'insuccès de la médication, il se disposait à donner du sulfate de quinine, lorsqu'à l'heure où la douleur revenait, il se déclara deux jours de suite des frissons assez prononcés, qu'il n'eut plus aucun doute sur le véritable caractère de l'affection, et que l'administration du sulfate de quinine fit cesser, comme par enchantement, des douleurs qui avaient résisté à un traitement antiphlogistique : cinquième ressemblance.

Comme les fièvres intermittentes, les fièvres typhoïdes ont offert des redoublements quotidiens, tierces, double quotidiens, double tierces, etc. : sixième ressemblance.

Les sujets des observations 11e et 23e, et d'autres que nous avons vu, ont présenté un gonflement de la rate; la turgescence de cet organe s'est fait remarquer chez trois des personnes atteintes de fièvres intermittentes : septième ressemblance.

Des fièvres qui avaient débuté par être intermittentes, se sont converties en rémittentes et *vice versa*; nous nous conteuterons d'en citer deux cas sur plusieurs que nous avons recueillis.

FIÈVRE INTERMITTENTE CONVERTIE EN RÉMITTENTE.

Pierre Tussac, de Vaison, cultivateur, robuste, 30 ans, éprouve, le 6 septembre 1836, à 4 heures du soir, un frisson qui le force de suspendre son travail ; de la chaleur y succède ; il se rend chez lui, il se couche et à dix heures du soir il se trouve bien ; le lendemain matin, il va de nouveau travailler, mais le soir, à la même heure que la veille, le frisson le force de nouveau à s'aliter.

Le 7, il travaillait pour moi, et à quatre heures, sans frisson initial, il éprouve des tournoiements de tête, du malaise, il est pâle et force lui fut de rentrer chez lui ; il me raconte ce qui lui était arrivé les jours précédents ; je l'engage à prendre du quina, il n'en fait rien et continue encore pendant quelques jours de se livrer à ses occupations habituelles ; mais le soir, à la même heure, il est toujours obligé de rentrer.

Appelé le 15 septembre, je trouve : face rouge, yeux luisants, plaques blanches sur les gencives, soif, peau chaude, pouls 80, surdité, air d'hébétude, abdomen tendu et douloureux, huit selles liquides dans les vingt-quatre heures, quelques pétéchies sur le ventre.

*(15 sangsues à l'anus, tisane de poulet, diète ab-
solue.)*

Le soir, à cinq heures, je trouve le pouls à **110**, la
figure plus animée, la peau plus chaude, il y avait une
exacerbation bien marquée qui cessa à minuit.

16. *Frictions sur les membres avec* **20** *grains de quinine et* **10** *grains à l'intérieur.*

Le soir le redoublement est moindre ; même médication , et le lendemain le paroxisme ne revient plus.

Mais la fièvre continue les jours suivants, le ventre
reste douloureux et tendu, la diarrhée ne cesse pas.

10 *nouvelles sangsues à l'anus, embrocation d'huile de
camomille sur le ventre, fomentations adoucissantes, lavements émollients, continuation de la tisane de poulet,*
et le premier octobre Tussac entre en convalescence.

FIÈVRE REMITTENTE AU DÉBUT, INTERMITTENTE APRÈS.

Marie Roman, de la montagne de Séguret, 23 ans,
tempérament sanguin, éprouve, le soir du 26 avril 1841,
sans pouvoir en indiquer la cause, un refroidissement
général suivi de chaleur et de sueur.

Le 27 au matin, arrivé auprès de la malade je trouve : peau chaude, pouls fort, résistant, accéléré, figure rouge, céphalalgie frontale, conjonctives injectées, lèvres rouges et sèches, liséré blanc sur les gencives, langue blanche au milieu, rouge sur les bords et à la pointe, douleur fugace dans l'abdomen qui est légèrement ballonné, surdité, un peu de sang est sorti de la narine gauche.

(*Saignée d'une livre, tisane de riz, diète.*)

Le soir, sans frisson, le paroxisme s'est montré, trouble léger dans les idées jusqu'a minuit.

28, ventre un peu plus tendu, pouls toujours fort.

(*20 sangsues à l'anus, 20 grains de sulfate de quinine.*)

Quelques bouffées de chaleur le soir seulement.

Deux jours après la malade est mieux ; elle demande à manger ; la bouche commençant à se dépouiller, je consens à ce qu'elle prenne un peu de bouillon ; elle ne s'en trouve pas fatiguée, et continue d'en prendre les jours suivants.

Le 3 mai, à six heures du matin, n'étant pas sortie de chez elle encore, elle est saisie d'un froid général qui se continue pendant une demi-heure et auquel succède de la chaleur et une sueur abondante jusqu'à midi ; elle est sans fièvre après et ne se trouve pas mieux.

Le lendemain matin, le frisson se montre de nouveau, chaleur et sueur ensuite.

40 grains de quinine pris en deux jours font disparaître ces accès, et la fille Roman peut, au bout de la quinzaine, se livrer à quelque léger travail : huitième ressemblance.

De la stupeur, de la surdité, des pétéchies, du délire, de l'adynamie, de l'ataxie ont apparu chez quelques-uns de nos malades atteints de fièvres intermittentes : neuvième ressemblance.

Enfin le sulfate de quinine, comme médicament principal, a triomphé de ces deux affections : dernière ressemblance.

Sur cinquante malades pris de fièvres intermittentes, nous n'avons perdu que le nommé Boyer de Roaix, qui, à la suite de deux accès benins, fut pris d'un troisième accès avec état comateux presqu'instantané, perte complète de connaissance, et auquel il succomba dans l'espace de trente-six heures.

CHAPITRE VIII.

La fièvre typhoïde que nous avons décrite ne diffère pas de celle
observée par les auteurs.

Après avoir établi l'analogie qui a existé entre les fièvres intermittentes que nous avons observées, et la fièvre
typhoïde, il nous paraît indispensable, pour ne laisser aucun doute dans les esprits, sur le véritable caractère de
cette fièvre, de démontrer qu'elle ne diffère en rien de
celle décrite par MM. Andral, Chomel, Louis, etc.

Nous avons ébauché déjà une partie de ce travail, en
rapportant nos observations particulières, par les comparaisons que nous avons faites ; nous avons, je pense, suffisamment établi que des paroxismes avaient existé dans les
cas rapportés par ces auteurs ; nous avons fait voir que
si ces paroxismes n'avaient pas toujours été remarqués,
cela tenait à ce que la plupart des malades étaient apportés
dans les hôpitaux à une époque où la maladie était dé-

naturée par son ancienneté, par des écarts de régime ou une médication peu convenable ; que d'autre part, on avait confondu cette affection avec des lésions organiques qui en étaient tout-à-fait indépendantes ; et enfin, que n'attachant pas à ces redoublements toute l'importance que sans doute on y attachera dans la suite, on avait bien pu ne pas les mentionner avec toute la précision désirable ; nous allons compléter ce travail dans les chapitres suivants, en commençant par les organes de la digestion.

CHAPITRE IX.

ARTICLE Ier,

Signes fournis par la bouche.

L'état de la bouche nous a fourni quelques données importantes.

La langue s'est présentée à nous tantôt blanche dans toute son étendue, d'autres fois blanche à son milieu, rouge sur ses bords et à sa pointe, puis jaunâtre, brune, noirâtre, humide ou sèche, rugueuse, fendillée, lisse, recouverte d'une matière collante, etc.

Ces différents états de la langue pouvaient-ils rendre raison de ce qui se passait dans le tube intestinal? Pouvaient-ils expliquer quelques-uns des symptômes généraux? Voici le résultat de nos observations :

Lorsque la langue était blanche dans toute son étendue, sans rougeur sur ses parties latérales ou à sa pointe, le plus généralement la maladie avait la forme de ce qu'on appelle fièvre muqueuse ; néanmoins le sujet de l'observation 3ᵉ, dont la langue était blanche sans rougeur, a offert les symptômes propres aux fièvres inflammatoires.

Sauve, Peyre, Ferdinand, Tussac (observations 2ᵉ, 4ᵉ, 5ᵉ, 8ᵉ), qui avaient la langue blanche, ont vu leur maladie se terminer plus tard que ne l'ont vu d'autres sujets qui ne paraissaient pas être plus malades qu'eux ; il est vrai de dire que Sauve ne voulut se soumettre à aucune médication, que Tussac commit des imprudences de régime, que Peyre prit un purgatif ; mais toujours est-il que leur affection s'est prolongée pendant longtemps, que la convalescence a été longue, et que les symptômes indiquaient une altération profonde des glandes de Peyer et de Brunner.

, Chez les sujets des 1ʳᵉ, 6ᵉ, 11ᵉ, 12ᵉ, 13ᵉ observations, qui dès le début ont présenté cette rougeur de la langue, la maladie ne s'est pas prolongée aussi longtemps que chez les sujets dont la langue offrait cette blancheur ; il en a été de même chez les sujets des 7ᵉ, 9ᵉ, 14ᵉ et 17ᵉ observations ; mais chez ces derniers, dont la langue était recouverte d'une matière jaunâtre, il y eut des envies de vomir, des douleurs à l'épigastre, des selles bilieuses, signes qui, réunis à d'autres signes, indiquaient que le ventricule participait à l'affection. L'ouvrier maçon (fait 17e) ne put prendre le quinquina avec efficacité que lorsque par une forte application de sangsues on eut fait cesser la gastrite. Néanmoins la rougeur de la langue, soit partielle, soit générale, n'est pas un symptôme constant de la gastrite ; nous avons vu, à l'observation 22e, que Liautaud conserva dans les divers périodes de sa maladie toutes les parties de sa bouche rouges, brûlantes, sèches, douloureuses ; qu'il était obligé d'y porter constamment, pour calmer ses souffrances, des substances émollientes, et que malgré cet état de la bouche, l'estomac parut être exempt d'irritation.

Dans les cas graves nous avons vu survenir des changements dans la bouche à mesure que les symptômes devenaient plus menaçants.

Alazard, (observation 18e) avait la langue blanche au début de sa maladie ; mais alors que le délire se fut manifesté, elle commença à rougir et à se sécher ; les redoublements furent arrêtés par le sulfate de quinine ; s'ils se fussent continués, que la maladie eût pris une mauvaise tournure, la langue probablement se serait séchée et racornie, ainsi que nous l'avons vu chez d'autres individus qui se sont trouvés dans des cas pareils.

La fille Liautaud (fait 23e) avait sa langue jaunâtre les premiers jours, mais à mesure que des symptômes

ataxiques très-graves survinrent, elle devint sèche, racornie et rouge ; son cousin Reynier (fait 24e) vit la
sienne devenir noirâtre et sèche en même temps que sa
maladie devint plus grave ; chez Bourget (fait 21e),
pareille transformation eut lieu ; notre fils (observation
27e), chez lequel la langue était rouge, mais humide, se
sécha, se gerça lorsque le délire s'empara de lui.

Enfin chez Marcel, chez la femme Arnaud, chez la
Guigue (observations 19e, 20e, 28e), la langue se couvrit
d'une matière collante, poisseuse, filante aussitôt que des
symptômes d'adynamie se manifestèrent.

Ainsi, en résumant les diverses modifications que la
langue a subies, nous dirons que chez les individus qui
offrent les symptômes de la fièvre inflammatoire, la langue est tantôt blanche à son milieu, rouge sur ses bords
et à sa pointe, rouge dans toute son étendue, rarement
entièrement blanche ;

Que généralement elle est blanche, pâle chez ceux qui
présentent les signes de la fièvre muqueuse ;

Que lorsqu'elle est recouverte d'un enduit jaunâtre
et qu'elle est rouge sur certains points, cela indique,
joint à d'autres symptômes, un état bilieux avec irritation gastrique ;

Que dans les cas ataxiques, le plus souvent elle devient rouge, se sèche, se gerce, se racornit ;

Que dans l'adynamie elle présente quelquefois cet aspect, mais que plus fréquemment que dans l'ataxie elle devient brunâtre, noire, et que bien souvent elle est tapissée d'une matière collante, poisseuse, filante, que l'on est obligé d'enlever avec un pinceau pour désobstruer la cavité buccale.

Mais ce changement de la langue dans ces derniers cas coïncide-t-il avec un changement dans le tube intestinal? Nous pensons qu'à mesure que les redoublements deviennent plus violents, le tube digestif s'affecte davantage ; mais nous ne croyons pas que cette affection un peu plus forte puisse expliquer complètement ce changement de la langue ; la violence des redoublements nous semble avoir plus de part dans sa production ; d'ailleurs, quel est le médecin qui n'a vu la langue rougir, se sécher, se fendiller même à la suite d'un panaris, d'une inflammation externe violente, sans lésion intestinale appréciable? D'où il résulte que l'état de la langue ne peut être pris pour un indice certain d'une affection intestinale ; sans doute, ainsi que nous venons de le dire, elle peut fournir de bons renseignements sur les lésions des organes digestifs, mais il est utile d'y joindre d'autres symptômes correspondants à ces lésions.

Les autres parties de la bouche ont généralement offert le même aspect de la langue et ont subi les mêmes transformations. La langue était-elle blanche, pâle ? les gencives, les lèvres l'étaient également ; se trouvait-elle rouge sur ses bords et à sa pointe, dans toute son étendue ? les lèvres, la voûte palatine, le voile du palais présentaient le même aspect ; était-elle sèche, rugueuse ? ces parties l'étaient également ; offrait-elle sur sa surface une matière caséeuse, collante, poisseuse ? le restant de la bouche en était tapissé. Ce qui a rarement manqué, c'est un liséré blanc sur les gencives dans les cas benins, une matière brunâtre, noire, poisseuse dans les cas graves, et lorsque le liséré n'existait pas, c'étaient des plaques blanches disséminées, qui quelquefois s'étendaient à la voûte palatine, à l'intérieur des lèvres, au voile du palais ; dans ce dernier cas, j'ai vu bien souvent prendre à la maladie un mauvais caractère : cette remarque me paraît importante pour le pronostic.

Sur huit individus nous avons aperçu des ulcérations dans la cavité buccale ; chez Liautaud, dont la bouche était excessivement enflammée, ces ulcérations étaient d'un rouge vif et très-douloureuses ; il en fut de même chez un nommé Blanc, d'Entrechaux, et chez les six autres, Alazard, Arène, etc., cette rougeur n'était pas aussi tranchée, le fond des ulcérations était même un peu grisâtre, pourtant elles étaient douloureuses quoiqu'à un moindre degré. L'existence de ces ulcérations, dont la cicatrisation s'est opérée par l'emploi d'une médication adoucissante, décèle assez fréquemment un état semblable dans la partie inférieure des intestins grêles ; cette opinion ne peut avoir pour base l'anatomie pathologique, puisque les sujets qui les ont présentées n'ont point succombé ; puisque d'autre part nous n'avons pu faire aucune nécropsie ; mais les symptômes que nous avons observés dans ces cas, comparés à ceux que nous avons vus dans les livres, ne laissent aucun doute à cet égard dans notre esprit.

La soif a été variable chez nos malades : plus vive chez ceux qui avaient la langue rouge, elle l'a été moins, quelquefois même elle a été nulle chez les sujets dont la langue était pâle, blanchâtre ; parfois dans les commencements de la maladie, il n'existait aucune appétence pour les boissons, ce n'était que vers le milieu, rarement vers la fin, qu'il y avait désir de boire ; ce désir augmentait à mesure que la langue rougissait, ce qui correspondait assez bien avec l'accroissement de la chaleur et de la fièvre. La soif était plus vive dans le moment du paroxisme ; nous avons même vu plusieurs malades dont les exacerbations n'étaient annoncées, entre autres Terrot et Pradelle, que par une recrudescence de la soif qui devenait presque nulle à la fin de l'accès. Lorsque la maladie revêtait la forme adynamique, la soif était peu vive, les malades avaient même de la répugnance pour les boissons quand la bouche se tapissait de cette muquosité collante dons nous avons parlé. Chez quelques malades, des boissons prises trop abondamment déterminaient des nausées, des vomituritions, des vomissements d'une matière muqueuse, glaireuse, douce ou amère, parfois d'une bile jaune ou verdâtre, d'autres fois enfin les malades ne rendaient que la tisane ingérée.

La femme de Reyre, tourneur à Vaison, 25 ans, nerveuse, fut prise de fièvre typhoïde en janvier 1840; dans les commencements de sa maladie elle supportait bien les boissons; le huitième jour, soit pendant les redoublements, soit pendant les rémissions, elle ne pouvait garder dans son estomac plus de demi-heure les tisanes qu'elle prenait, et les rendait telles qu'elle les avait prises; elle avait une soif inextinguible, les assistants étaient toujours obligés d'être auprès d'elle la tasse à la main, elle criait continuellement : boire, boire; la langue était humide, l'épigastre point douloureux à la pression; enfin il n'existait aucun signe de gastrite ni d'embarras intestinal. Je considérai ce vomissement comme nerveux; je fis diminuer la dose des boissons, je prescrivis une potion antispasmodique; les vomissements diminuèrent peu à peu, et le sulfate de quinine introduit dans l'estomac acheva la guérison.

S'il y a eu de fréquentes variations sous le rapport de la soif, il n'en a pas été ainsi sous celui de la faim, au début même il y a eu presque constamment inappétence ; les faits contraires ont été très-rares ; il nous est arrivé chez quelques malades, après la diminution ou la cessation des redoublements, d'observer une faim dévorante, une véritable boulimie. Nous faisions tous nos efforts pour les empêcher de manger, mais quelquefois, malgré notre opiniâtre résistance, il leur arrivait de prendre des aliments, ils s'en trouvait mal, et chose que nous leur avions prédite, cette faim disparaissait pour ne revenir que plus tard.

Chez les gens de la campagne, quelquefois même chez des personnes douées de quelque instruction, il est difficile, alors qu'ils éprouvent de l'appétit, de les empêcher de manger ; des commères, des imbécilles parviennent à leur persuader qu'il ne faut pas toujours suivre à la lettre les prescriptions des médecins ; ces misérables font un mal épouvantable à la société ; je voudrais que la loi qui punit les crimes par imprudence pût les atteindre. A l'Hôtel-Dieu de Lyon, où j'ai été interne de 1825 à 1828, j'ai remarqué, ainsi que mes collègues, que les lundis (les dimanches on laissait visiter les malades) beaucoup d'individus se trouvaient plus fatigués qu'ils ne l'étaient à la visite de la veille ; malgré la surveillance active qu'exerçaient les frères et les sœurs de ce mag-

nifique établissement, on parvenait souvent à tromper
leur vigilance, et il était certaines dames qui ne crai-
gnaient point de cacher une ration de pain ou de biscuit
entre une chevelure bien peignée et un chapeau nouvellement sorti des magasins de la modiste.

Dans toute maladie où il y a fièvre, l'alimentation fatigue ; mais c'est surtout dans la fièvre typhoïde, où le tube
digestif est affecté, que le médecin doit prescrire une diète
absolue ; nous avons vu constamment les aliments pris
trop tôt occasionner de la fatigue ; chez Tussac (observation 4e), une légère soupe de riz fit reparaître les co
liques, et chaque fois qu'il prenait des aliments, l'abdomen
devenait douloureux ; ce ne fut que par suite d'une expérience qui lui fut bien pénible, qu'il se détermina à se
sevrer d'aliments, et ce ne fut qu'alors seulement qu'il
put se rétablir.

Chez Ferdinand (observation 8e), nous fûmes obligé
de le sevrer de bouillon quelque léger qu'il fût ; Marcel
(fait 21e), chez lequel il y avait eu adynamie profonde,
vit reparaître la chaleur, la fièvre, la rougeur de la figure après l'ingestion d'un peu de bouillon que nous lui
avions prescrit, dans l'intention de relever un peu ses
forces qui nous paraissaient abattues ; ce ne fut que quelques jours plus tard que le bouillon put passer.

15

Bourget, Désiré (faits **21e** et **29e**) ne purent supporter de légers aliments que fort tard : ils ont eu une convalescence excessivement pénible.

Arène (fait **36e**) vit trois fois revenir ses coliques et sa diarrhée, par suite d'une alimentation trop copieuse. Nous n'en finirions pas si nous voulions mentionner tous les cas où les substances alimentaires ont aggravé le mal, retardé et prolongé la convalescence.

En général, les aliments n'ont pu être supportés que lorsque la bouche commençait à se nettoyer ; avant cette époque je ne pourrais citer que quatre cas où il n'y a pas eu fatigue après l'ingestion d'aliments même bien légers ; aussi notre règle a-t-elle été de ne permettre du bouillon qu'à mesure que la cavité buccale revenait à son état naturel. La langue ordinairement commençait la première à se dépouiller, l'enduit qui la recouvrait s'enlevait par plaques, puis le liséré des gencives devenait plus mince et disparaissait complètement; il en était ainsi des plaques, de sèche qu'elle était la bouche devenait humide; cependant, après la disparition de la matière qui la recouvrait, nous avons vu quelquefois la langue sèche, rouge et lisse, ce qui indiquait de ne pas trop se presser de donner des aliments; dans cette circonstance, cet état de la langue devait être considéré comme un symptôme d'irritation du tube digestif.

L'alimentation ne devait aussi être permise chez les individus qui étaient porteurs d'ulcères dans la bouche qu'après l'entière cicatrisation de ces ulcères.

Une chose qui nous a frappé et que nous ne devons pas omettre, c'est la coïncidence qui a existé entre le dépouillement de la bouche et une diarrhée favorable qui survenait chez les individus qui jusques là avaient été constipés; cette diarrhée, que les anciens auraient considérée comme critique, peut, ce nous semble, être expliquée par la diminution de l'éréthisme intestinal. Les aliments ne passaient jamais aussi bien que lorsque cette diarrhée s'était établie.

Passons maintenant à l'estomac.

ARTICLE II.

Signes fournis par l'estomac

Les observations 7e, 9e, 17e, 25e, 29e, 32e appartiennent à des malades atteints de gastrites plus ou moins intenses; à la rougeur de la langue, à sa sécheresse, à une soif très-vive, se joignaient chez les uns des envies de vomir, chez les autres des vomissements, et chez tous une douleur à l'épigastre; Clari, Arnaud n'eurent pas

une gastrite très-intense, des redoublements bien violents ; nous pûmes nous dispenser chez eux de recourir
aux émissions sanguines , le quina en lavements fit
cesser les redoublements chez le premier, ceux du second
disparurent d'eux-mêmes.

Mais chez les autres, la véhémence de l'irritation nous
fit recourir aux sangsues, que nous posâmes en nombre
sur l'épigastre ; nous pûmes compter alors avec plus d'as-
surance sur le succès du sulfate de quinine, succès que
nous n'aurions pu nous promettre avant l'emploi des
saignées locales ; nous en dirons les raisons en exposant
le traitement.

De ce que des symptômes semblables à ceux que nous
venons de considérer comme pathognomoniques de l'irritation du ventricule ne se sont pas montrés dans nos autres observations, il ne s'ensuit pas de là que nous pré-
tendions que l'estomac se soit toujours trouvé dans son
état normal ; nous croyons au contraire qu'au milieu des
désordres occasionnés par certains accès, alors que les
intestins étaient souffrants, que la muqueuse de la bouche
s'altérait, la muqueuse stomachique devait participer
plus ou moins à ces divers états; mais de là à une
inflammation considérée comme point de départ de tous
les symptômes typhoïdes, il y a une distance que le médecin raisonnable ne pourra jamais franchir.

ARTICLE III.

Signes fournis par les intestins.

Si dans la fièvre typhoïde la véritable gastrite est rare, l'affection des intestins est bien fréquente; sur nos 118 observations, nous avons eu à constater environ cent fois cette affection.

Elle s'annonçait ordinairement par des douleurs peu vives, qui dans la très-grande majorité des cas avaient leur siége à la région iléo-cœcale; en cela nos observations sont d'accord avec celles des écrivains modernes, qui ont vu que c'est le plus souvent dans cette partie des intestins que se trouvent les désordres anatomiques; cette douleur quelquefois très-obscure, dont on ne peut même constater l'existence que par une pression un peu forte, était presque toujours accompagnée d'un léger météorisme. Rarement nous avons vu le ventre très-ballonné; ce n'est que chez Marcel et chez les femmes Arnaud et Bouletin (observations 19e, 20e, 28e), que ce ballonnement devint assez considérable. Ces individus avaient offert au début des symptômes adynamiques, et si la plupart de nos malades n'ont pas présenté ce météorisme prononcé que signalent les auteurs, ne devons-nous pas en attribuer la cause à ce que leurs maladies ont été arrêtées avant que l'état adynamique se fut déclaré?

Si le plus souvent ces douleurs sont peu fortes, obscures même dans certaines circonstances, nous avons vu d'autres fois prendre à ces douleurs une très-grande intensité. Tussac, Armand (observations 8e, 10e) nous en ont offert des exemples; les douleurs qu'ils éprouvaient étaient intolérables, et, chose singulière, chez le premier elles étaient augmentées par la pression la plus légère, tandis que chez le second, la main fortement appuyée sur le lieu douloureux ne faisait éprouver aucune sensation pénible; les muscles abdominaux chez tous les deux étaient fortement contractés, et chez l'un comme chez l'autre, des émissions sanguines abondantes mariées à des opiacés firent avorter ces douleurs qui s'aggravaient par l'alimentation; du sulfate de quinine chez Armand, administré après la disparition de la douleur, fit cesser des redoublements qui prenaient une tournure fâcheuse.

Chez certains malades, des douleurs qui avaient été presque nulles, furent éveillées par une alimentation même peu copieuse.

La diarrhée chez nos typhisés a été très-fréquente; rare dans les premiers jours, elle s'est montrée souvent dans le premier septennaire et plus souvent encore à une époque plus éloignée. Ainsi que nous l'avons énoncé plus

haut, lorsqu'elle apparaissait chez des individus qui jusques-là avaient été constipés et qu'elle coïncidait avec le
dépouillement de la bouche, elle était d'un augure favorable : elle annonçait presque toujours la terminaison de
la maladie ; dans les autres cas, c'est-à-dire lorsqu'elle
avait existé dans les commencements, qu'elle ne disparaissait pas plus tard, qu'elle s'aggravait même par l'ingestion de quelques aliments bien légers, c'était un signe
indicatif de la persistance de la lésion intestinale, la
convalescence était longue, les malades avaient besoin
de ménagements inouis pour se rétablir.

La nature des selles nous a fourni quelques données
que nous croyons devoir signaler.

Chez Marcel, tempérament mou, peu de résistance
vitale, il survint une adynamie profonde presqu'au début, deux épistaxis, des taches typhoïdes ; les selles chez
lui, vers le milieu de la maladie, alors que les redoublements avaient acquis une grande violence, furent couleur chocolat, indication précise d'un mélange de sang
avec les autres matières renfermées dans le tube digestif.
Une remarque à faire pourtant dans ces cas, c'est que les
malades avalent parfois une partie du sang qui s'échappe
par les fosses nasales postérieures, ainsi que nous l'a-
vons vu chez la femme Bouletin (observation 28e), et
l'on tomberait dans une grave erreur, si, dans des cas

pareils, l'on prenait la couleur chocolat qu'offrent les selles pour un signe d'hémorragie intestinale.

Cette couleur des selles coïncide assez fréquemment avec l'épanchement sanguin qui se fait autour des piqûres des sangsues, avec la présence de nombreuses pétéchies, des épistaxis souvent répétées ; un suintement sanguin aux gencives produit des fuliginosités ; cette remarque importante, résultat de faits observés par le docteur Bourbousson, est on ne peut plus utile dans la pratique, en ce qu'elle indique qu'il faut être très-réservé, non-seulement sur l'emploi des émissions sanguines dans ces cas, mais qu'il faut donner avec précaution pourtant, quelques toniques, lorsque d'ailleurs les symptômes intestinaux ne s'opposent point à leur administration.

Les selles de Ferdinand et de Peyre contenaient des matières semblables à de la râclure de boyaux ; ce symptôme est caractéristique d'une lésion profonde des intestins.

Nous avons dit que dix-sept de nos malades n'avaient pas présenté des signes apparents de lésions intestinales ; les observations 13e, 14e, 15e, 16e, 28e nous en offrent des exemples, nous en puisons d'autres dans les faits que nous n'avons pas rapportés. On remarquera que les sujets de ces observations ont été en proie à l'affection d'autres organes ; mademoiselle Boulard et

Chauvin étaient atteints de pneumonie ; la Meffre, de métrite ; Gourbin, de pleurésie ; la Brusset, d'attaques épilectiformes ; nous n'affirmerons pas que les intestins ne fussent pas malades du tout dans ces diverses circonstances, nous dirons seulement que rien n'indiquait qu'ils fussent lésés, que rien ne nous a démontré qu'ils l'eussent été ; l'aphorisme si profondément vrai d'Hippocrate pourrait trouver ici son application : *Duobus laboribus simul obortis non eodem in loco vehementior obscurat alterum.*

Mais quelques auteurs vont ici s'écrier : dans les cas que vous nous citez, il n'y avait pas fièvre typhoïde, puisque vous admettez qu'il pouvait ne pas y avoir lésion des follicules, qui seule peut la caractériser. Je l'avoue, sous ce rapport je ne puis partager vos opinions ; je ne puis admettre, ainsi que je l'ai déjà dit, que la fièvre typhoïde ne puisse être démontrée qu'anatomiquement. Sans doute, et les observations que l'on a recueillies à cet égard le confirment ; dans la très-grande majorité des cas, les follicules sont affectés ; mais est-il logique, alors que l'on voit tous les symptômes extérieurs réunis qui caractérisent cette maladie, de nier qu'elle a existé, parce qu'à l'ouverture des corps on n'aura pas trouvé quelques boutons dans les intestins?

D'ailleurs, si les nécropsies faites avec tant de soin par MM. Andral, Bretonneau, Louis, Chomel, etc., ont constaté la fréquence de la lésion des follicules, ces nécropsies ont enseigné également qu'on a trouvé les glandes de Peyer et de Brunner parfaitement saines chez des individus qui de leur vivant avaient présenté tous les signes d'une maladie typhoïde bien caractérisée.

Nous avons cru avoir un cas de perforation intestinale; c'est la femme Fabre qui nous l'a fourni (observation 29e) : cette femme, robuste, bien constituée, éprouve des nausées, le ventre se météorise à la région iléo-cœcale et devient douloureux ; 10 sangsues à l'anus n'apportent aucun soulagement, des redoublements se montrent tous les soirs avec délire dans la nuit; des sangsues sont encore appliquées, du quina est donné, rien ne calme. Quelques jours se sont à peine écoulés, que des douleurs vives abdominales avec météorisme considérable surviennent; le pouls est petit, concentré, accéléré, sueur froide sur tout le corps, vomissements fréquents, selles nulles, et la malade succombe dans la nuit du 24, douzième jour de sa maladie.

Nous n'avons pas pu dire il y a eu perforation intestinale, parce que la preuve matérielle nous a manqué, l'examen du cadavre ; mais si, comme nous le pensons, les sigues sont bons à quelque chose, nous pourrions affirmer que cette perforation a eu lieu, car tout ce que nous avons observé dans cette circonstance est conforme à ce qu'ont décrit dans des cas semblables MM. Andral, Louis, etc.

La lésion du tube intestinal constitue-t-elle à elle seule la fièvre typhoïde? Peut-elle rendre compte de tous les symptômes qu'elle présente?

Les faits que nous avons cités, les inductions que nous en avons tirées font pressentir notre réponse : non, la lésion intestinale ne constitue pas la fièvre typhoïde ; non, seule elle ne peut rendre raison de tous les symptômes qu'elle présente, d'abord parce que cette lésion n'est pas constante ; parce que lorsqu'elle existe elle est le plus souvent trop peu importante pour en faire dépendre des symptômes formidables ; parce que quelquefois la fièvre typhoïde se montre avec tous ses attributs avant que l'on aperçoive le moindre dérangement dans le tube intestinal : en cela nous sommes encore d'accord avec presque tous les auteurs qui ont traité cette matière.

Voici l'opinion émise par quelques-uns d'eux.

La dothinentérite est, dit M. Bretonneau, une maladie de tout l'organisme avec lésion spéciale de l'intestin, ou plutôt avec lésion des follicules isolés ou agglomérés qui abondent dans le dernier tiers de l'iléon ; *c'est une maladie accompagnée d'éruption intestinale, et non une maladie causée par cette éruption.* Car on ne pourrait, sans une grave erreur, imputer les phénomènes morbides qui la constituent à la phlegmasie intestinale.

Nous venons de voir, dit M. Andral, que la dothinentérite, lorsqu'elle existe, naît avec la fièvre, ou au moins peu de temps après elle, et qu'elle persiste tant que la fièvre persiste elle-même. Cette coïncidence de lésions et de symptômes suffit-elle pour démontrer que la dothinentérite cause toute la maladie ? Nous répondrions volontiers par l'affirmative, si nous ne prenions pas en considération les trois grands faits suivants :

Premier fait. Lorsqu'en injectant diverses substances putrides dans les veines d'un animal, on a produit chez lui tous les symptômes qui caractérisent les fièvres graves de l'espèce humaine, il est des cas où l'on produit en même temps des lésions diverses dans la membrane muqueuse intestinale ; on y détermine en particulier tantôt divers degrés de tuméfaction des follicules, tantôt des ulcérations, d'autres fois, dans ces mêmes expériences, des symptômes identiques apparaissent, sans que l'on trouve dans l'intestin aucune trace de lésion ; dans ce second cas, les symptômes ne sauraient être attribués à une lésion des voies digestives qui n'existe pas ; dans le premier cas, qui ne voit que la lésion intestinale est encore un effet, et qu'il ne s'est développé que par suite de l'introduction des substances délétères dans le torrent circulatoire?

Deuxième fait. Les observations précédemment citées ne nous permettent pas de douter que, dans l'espèce humaine, des symptômes tout-à-fait semblables à ceux qui coïncident avec la dothinentérite ne puissent se développer sans elle, et sans lésion aucune du tube digestif.

Troisième fait. L'intensité des lésions qui caractérisent la dothinentérite, n'est pas toujours en rapport avec la gravité des symptômes observés pendant la vie. Ce fait, d'une haute importance, ressort de la plupart de nos observations. Relisez, par exemple, les observations 1, 9, 10, 11, 12 ; les individus qui en font le sujet n'avaient que les symptômes d'une fièvre continue bénigne (bilieuse légère, inflammation, etc.) ; cependant ces lésions que nous trouvâmes dans leur intestin étaient à peu près semblables, non seulement par leur nature, mais par leur intensité, aux lésions que nous offrirent d'autres individus qui avaient présenté les symptômes adynamiques et ataxiques les plus graves. Sans doute, on peut répondre que chez ces derniers il y avait une sensibilité plus vive, un éveil plus facile des sympathies, une autre disposition que chez les premiers, etc. ; on peut invoquer l'exemple de bien d'autres maladies où chez différents sujets, à l'occasion d'une lésion identique, apparaissent des symptômes très-variables en nature et en gravité, qui cependant reconnaissent cette lésion pour leur cause. Mais c'est que dans toute maladie, comme la dothinentérite, la lésion locale n'est pas tout ; et lors même qu'apparaissant la première, elle est le point de départ et comme le mobile de tous les désordres qui la suivent, elle ne saurait jamais être considérée que comme un des éléments de la maladie, élément insuffisant pour l'expliquer toute entière, insuffisant aussi pour en déterminer le traitement.

Si les phlegmasies disséminées ont des caractères distincts, dit M. Chomel, si surtout elles reconnaissent généralement des causes spécifiques, et si, comme cela est démontré pour un certain nombre d'entr'elles, et tout au moins probable pour la plupart des autres, elles se rattachent à une condition morbide dont elles ne sont que l'expression ; si en conséquence elles n'occupent qu'un rang secondaire dans les maladies dans lesquelles on les observe, tout porte à croire que l'inflammation des follicules intestinaux, par cela seul qu'elle est disséminée, n'est aussi qu'un des phénomènes secondaires de la maladie, qu'elle ne constitue pas le phénomène primitif, le point de départ de tous les symptômes. Si à cette considération, fournie par l'analogie, nous joignons ces deux autres cir constances précédemment établies, savoir : 1° qu'il n'y a pas proportion constante entre la gravité des symptômes et celle de la lésion des follicules ; 2° que cette lésion a manqué complètement chez des sujets qui avaient offert pendant la vie tous les symptômes de l'affection typhoïde, il deviendra plus évident encore que la maladie typhoïde ne consiste pas essentiellement dans l'inflammation des follicules ; que cette inflammation n'est qu'un des phénomènes de cette maladie ; qu'elle appartient, comme la plupart des inflammations disséminées, aux inflammations secondaires ; qu'elle peut être comparée, quant à sa valeur pathogénique, non pas même aux pustules de la variole ; car ici il y a toujours proportion entre le nombre des pustules et la gravité de la maladie, mais plutôt aux bubons dans la peste d'Orient. Mais, après avoir diminué l'importance de l'inflammation folliculeuse dans la fièvre typhoïde, nous avons besoin de redire combien est grande sa valeur comme lésion caractéristique de la maladie, de répéter que si elle n'est pas constante, dans la rigoureuse acception du mot, il est extrêmement rare qu'elle manque entièrement, et qu'il n'existe pas un seul exemple authentique de cette lésion chez un sujet qui n'aurait pas offert les symptômes de la fièvre typhoïde.

N'avons-nous pas vu que chez la fille Liautaud (fait 23ᵉ), que nous pûmes observer au début de sa maladie, il sur—

vint, dès le second jour, des symptômes alarmants, tels que délire, soubresauts des tendons, etc., et que le ventre resta souple, sans douleur jusqu'au troisième jour ; que chez son cousin Reynier (fait 24e) l'abdomen ne présenta qu'un peu de tension deux jours après que le délire se fut manifesté ; qu'avant que le ventre fût pris chez tous les deux, il y avait eu une fièvre très-forte, que l'on ne pouvait rapporter à la lésion intestinale, puisqu'elle n'existait pas encore. Ainsi donc, il reste hors de doute pour les personnes qui ont bien observé la fièvre typhoïde, que la lésion des follicules ne constitue pas toute la maladie ; qu'il est une autre cause générale qui précède cette lésion, qui lui donne naissance, qui l'accompagne pendant un temps plus ou moins long. Qu'elle est cette cause ? Nous l'avons déjà dit, c'est une fièvre rémittente.

On peut, dit M. Beaumes, dans son excellent traité des fièvres rémittentes, établir trois ordres de fièvres : le premier comprend toutes les fièvres dont chaque paroxisme débute par le frisson ; le second renferme toutes celles dont les reprises commencent ou par un refroidissement de tout le corps, ou par un simple refroidissement des extrémités et du nez, ou par une toux sèche plus ou moins vive ; le troisième rassemble toutes celles dont les exacerbations n'ont dans leur premier temps, ni frisson, ni froid, ni refroidissement partiel, et ne sont remarquables

que par la recrudescence de la fièvre, par une augmentation de chaleur âcre et des autres accidents fébriles qu
décroissent après être montés à leur plus haut période ;
observant, toutefois, que la première ou les deux premières exacerbations des fièvres comprises dans le second
et le troisième ordre, commencent par un frisson qui est
ordinairement considérable ; et que, si le premier temps
des autres redoublements est en général insensible ou
peu marqué, le dernier temps est bien lucide.

Que si on avait eu en vue cet exposé si simple et pourtant si vrai, tracé de main de maître, on n'aurait pas considéré comme continues des fièvres qui sont essentiellement rémittentes.

Il est même des cas où dans les commencements la
fièvre paraît n'avoir ni exacerbation ni rémission, et qui
pour cela n'appartient pas moins aux fièvres rémittentes.
Ecoutons encore M. Beaumes à cet égard :

« Les fièvres bilieuses règnent sur la fin de l'été et
pendant l'automne ; elles attaquent de préférence le peuple qui vit avec peine, les manouvriers qui sont exposés à
la fraîcheur du matin, à la chaleur du jour, à l'humidité
du soir et de la nuit. Ces maladies ont quelquefois une invasion trop tumultueuse pour permettre la rémittence ;
mais une saignée, si elle est jugée nécessaire, ou la première évacuation ne manque jamais de la déterminer ;

car les fièvres bilieuses sont essentiellement rémittentes, et ce type leur est si foncièrement attaché, qu'on n'a pas besoin d'autre indice pour distinguer la pleurésie inflammatoire de la bilieuse, le *causus* bilieux du *causus* inflammatoire.

Mais de toutes les complications qui peuvent dénaturer cette fièvre (la fièvre rémittente), il n'en est pas de plus ordinaire que la fièvre stercorale; alors les premiers jours sont très-orageux, et l'on ne peut prononcer sur le véritable caractère de la maladie, parce que la violence et le nombre des accidents le masquent. Point de rémissions lucides, point de reprises bien marquées, les symptômes de la fièvre stercorale sont constants, et s'il y a constipation, ils sont portés au plus haut degré d'intensité. Ces symptômes, comme on le sait, consistent en nausées, vomissements, déjections du ventre, borborigmes, langue chargée, dégoût, anéantissement, douleurs vagues, maux de tête, cardialgies, syncopes, difficulté de respirer, léthargie, pouls dur ou petit ou serré, météorisme dans les entrailles, tension du bas ventre, insomnies, et tant que leur cause subsiste, on ne peut point espérer que la fièvre rémittente soit bien reconnaissable; mais après des évacuations copieuses par le haut et par le bas, la fièvre stercorale étant détruite, presque dissipée, ou du moins subordonnée, la rémittente développe tout son caractère et suit la marche que lui imprime l'influence de la saison ou de l'épidémie.

En nous reportant à l'époque où cette page a été écrite, ne voyons-nous pas que les accidents que l'on attribuait à la présence de la bile ou des féces dans le tube intestinal, n'étaient dûs qu'à une vive irritation de la muqueuse digestive qui, réagissant sur le cœur, rendait la fièvre continue, masquait les redoublements ; mais qu'une fois cette irritation calmée, la rémittence se prononçait et la maladie pouvait alors être combattue avantageusement par la quinine? cette circonstance ne doit pas être perdue de vue par rapport au traitement.

Frappé de la fréquence des paroxismes qui existent dans les fièvres essentielles, le docteur Millard n'a-t-il pas avancé, qu'excepté les fièvres éphémères et les fièvres inflammatoires, toutes les autres sont du genre rémittent et ne diffèrent entre elles que par le degré d'intensité? M. Lieutaud n'a-il pas soutenu que la fièvre continente qui, selon l'idée des anciens, n'a ni rémission, ni exacerbation, n'existe à la rigueur que dans les livres?

Ainsi, les fièvres rémittentes, plus communes qu'on ne l'a cru généralement, sont tantôt annoncées par le frisson, tantôt par un simple refroidissement du nez ou des extrémités, ou par une toux sèche ; tantôt sans froid ni frissons, ni refroidissements, mais par une simple re-

crudescence de la fièvre, de la chaleur et des autres accidents fébriles, et enfin d'autres fois cette fièvre est masquée par une vive irritation du tube intestinal, et elle ne
se décèle qu'à mesure que cette irritation devient moins
intense. Tussac et Armand (observations 4e et 10e) ont
vu, les premiers jours, leur fièvre rémittente masquée
par des douleurs violentes des intestins ; ce ne fut qu'a-
près des émissions sanguines abondantes, qu'après que
l'éréthisme intestinal eut beaucoup diminué, que la rémittence se prononça. Dans les autres faits que nous
avons vus, tantôt les exacerbations débutaient par le frisson, par un refroidissement du nez ou des extrémités,
par une toux sèche ou par une syncope, et d'autres fois
par une recrudescence de la fièvre, de la chaleur et des
autres accidents fébriles. Ainsi se sont vérifiées en tous
points les remarques judicieuses d'un homme que la faculté de Montpellier comptera toujours au nombre de ses
professeurs les plus célèbres.

Après avoir examiné en détail les symptômes fournis
par la muqueuse digestive, nous allons passer en revue
ceux que présente la peau dans la maladie qui nous occupe.

Chez la plupart de nos malades, nous avons aperçu des
pétéchies ; elles ne se sont jamais montrées à l'invasion

de la maladie, mais elles apparaissaient au bout de trois, quatre jours, quelquefois beaucoup plus tard ; elles se montraient constamment lorsque la maladie prenait une tournure grave, et dans ces cas elles présentaient une rougeur moins vive que lorsque la maladie était bénigne ; leur siége n'avait rien de fixe, pourtant nous les avons aperçues plus fréquentes sur la poitrine que sur d'autres parties du corps ; tantôt elles étaient très-nombreuses, d'autres fois nous n'en remarquions que quelques-unes éparses çà et là ; leur disparition avait lieu ordinairement à mesure que les redoublements avaient cédé ; cependant, dans les cas ataxiques et adynamiques, elles se prolongeaient quelquefois après la cessation des accès. Ces pétéchies, selon nous, sont un des symptômes qui, réunis à d'autres, servent le mieux à caractériser la fièvre typhoïde.

Après l'application des sangsues, on aperçoit fréquemment un cercle noirâtre autour de leurs piqûres : M. Bourbousson l'a fréquemment remarqué. Cet épanchement sanguin sous-cutané ne se voit pas aussi souvent dans les autres maladies que dans la fièvre typhoïde.

Chez deux de nos malades, Désiré (observation 29e) et un autre dont nous n'avons pas rapporté l'histoire, il survint des ulcérations à chaque piqûre de sangsues ; Désiré vit en même temps survenir des abcès sur tout son corps, principalement au cuir chevelu ; quelques-uns de ces abcès se formaient sans que le malade en eût la conscience et à une époque où il était dans un état de stupeur ; mais à mesure que le cerveau reprit ses fonctions, que cette stupeur cessa, nous fûmes avertis de la présence de ces accès par la douleur qu'accusa le malade à l'endroit où ils s'étaient développés. Quelques-uns venaient de s'ouvrir et avaient rendu un pus sanieux, d'autres étaient déjà en voie de cicatrisation ; enfin, il s'en formait de nouveaux, mais ceux-ci étaient découverts au début par les souffrances qu'éprouvait le petit malade.

Les plaies des vésicatoires ont été longues à se cicatriser, et les ulcérations qui se formaient fréquemment sur ces plaies déterminaient, comme nous l'avons vu, des douleurs très-vives ; contrairement à ce que quelques auteurs ont avancé, nous pensons que ces ulcérations étaient de nature inflammatoire. La douleur qu'elles suscitaient n'était calmée que par les adoucissants, il fallait même quelquefois avoir recours aux opiacés.

Chez quatre de nos malades, il est survenu des escharres au sacrum ; la chute de ces escharres n'a réclamé d'autres soins que ceux d'une grande propreté, et les plaies qu'elles laissaient à découvert n'ont eu besoin, pour arriver à une cicatrisation solide, que de pansements fréquents faits avec de la charpie enduite d'un peu de cérat de Galien.

La chaleur âcre de la peau était l'indice d'une vive irritabilité ; cette chaleur se montrait après le frisson, lorsqu'il en était survenu ; d'autres fois les redoublements n'étaient annoncés que par la recrudescence de cette chaleur. Dans quelques cas une partie de la peau était brûlante, tandis qne d'autres parties étaient peu chaudes ou étaient même froides ; c'est dans ces circonstances que l'on avait généralement donné à la maladie le nom d'a-taxique.

La sueur qui s'est manifestée a été favorable aux sujets des 1re, 2e, 4e, 6e, 9e, 12e, 13e observations, et chez quelques autres que nous n'avons pas cités. Dans les autres cas les sueurs étaient peu abondantes, et nous n'avons pas remarqué qu'elles aient influé sur la marche de la maladie. Nous avons vu chez le nommé Terrot une particularité curieuse : cet homme, fort, jeune, va dans une belle nuit du mois d'août arroser une de ses prairies ; il se couche à terre sur le côté gauche du corps et fait un sommeil de deux heures dans cette position ; il éprouve du malaise pendant huit jours, et après s'annonce la fièvre typhoïde ; dans les rémissions comme dans les exacerba-tions qu'il a offertes, il n'a sué que du côté du corps où il s'était couché dans les premiers jours de sa maladie ; plus tard les sueurs devinrent générales.

Une sueur visqueuse survint chez les sujets des 19e, 20e, 21e, 31e observations ; je n'ai remarqué cette espèce de sueur que dans les cas graves ; elle coïncidait, ainsi que je l'ai dit, avec l'existence d'une matière collante de la bouche.

Le froid de la peau annonçait le premier période de redoublement ; ce froid n'était pas toujours général ; quelquefois il n'y avait que les bouts du nez, des orteils, des doigts qui devinssent froids, le restant du corps conservant sa température naturelle ; d'autres fois la peau n'était pas froide, quoique le malade accusât une sensation de froid partielle ou générale.

Le plus souvent l'apparition du froid ou de la chaleur était périodique ; tantôt ils se montraient tous les jours, tous les deux jours, d'autres fois deux fois par jour, etc ; ils suivaient en cela le type des redoublements qu'ils annonçaient ou terminaient ; quelquefois cette apparition se faisait d'une manière irrégulière.

Les redoublements qui étaient annoncés par un léger refroidissement du nez ou des extrémités, ou qui étaient précédés d'un froid long et rigoureux, étaient ordinairement plus violents et d'un plus mauvais caractère que ceux qui s'annonçaient par un froid ordinaire.

Le pouls n'a pas moins offert de variations que la chaleur et le froid. Au début, il était ordinairement assez développé, surtout chez les individus pléthoriques ; petit, concentré chez d'autres, mais se développant ensuite après quelques émissions sanguines, s'accélérant lors des redoublements, diminuant de fréquence vers la fin de l'accès : circonstance importante que l'on ne doit pas perdre de vue, car ce n'est quelquefois que cette diminution dans l'accélération du pouls qui indique l'arrivée prochaine de la fin du redoublement.

Pendant le coma chez Denis Lhomme, et dans la période de stupeur chez Désiré (observations 31e, 33e), le pouls était descendu de son rithme naturel ; cet état du pouls indique ordinairement un embarras dans la boîte craniène.

Le pouls a été irrégulier chez Alazard et chez notre fils, qui ont offert les vrais symptômes de la fièvre ataxique des auteurs ; il l'a été aussi chez Denis ; mais cette irrégularité chez lui tenait à un anévrisme du cœur auquel il succomba trois ans après.

Dans ce que l'on a nommé adynamie, le pouls était petit et se laissait presque toujours facilement déprimer.

ARTICLE IV.

Organes des sens.

Les organes des sens fournissent des données assez importantes pour caractériser la fièvre typhoïde.

Nous avons vu dans la plupart de nos observations qu'il a existé une dureté de l'ouïe ; dans les cas graves il y avait presque surdité, surtout dans le temps du redoublement ; d'autres fois pourtant nous nous apercevions que, quoique le malade ne répondît point aux questions que nous lui adressions, il entendait ce que l'on disait autour de lui.

Le sens de la vue, chez la femme Robert, était profondément perverti ; elle voyait, dans les médecins qui l'entouraient, deux démons porteurs de longues cornes sur leur tête.

Le sens du goût, chez quelques-uns de nos malades, avait perdu de sa finesse ; certains d'entre eux nous ont avoué qu'ils n'avaient senti que très-peu l'amertume du sulfate de quinine.

Si celui de l'odorat ne nous a rien offert que nous devions noter, une hémorragie fournie par la muqueuse nasale mérite toute notre attention.

Cette hémorragie est survenue à différentes époques de la maladie, et s'est montrée chez ceux qui paraissaient conserver leur force comme chez ceux qui semblaient les avoir perdues ; cependant chez ces derniers ces hémorragies étaient plus fréquentes et coïncidaient assez souvent avec les pétéchies, les hémorragies intestinales et d'autres symptômes adynamiques. Chez Simon, Faraud, qui ont présenté les symptômes de la fièvre inflammatoire, des épistaxis survenues dans les premiers jours ont produit un soulagement bien marqué. Marcel, Désiré, Reynier, la femme Bouletin ont vu cette hémorragie se manifester alors que l'émission des urines fut involontaire, que la stupeur, l'abattement furent extrêmes ; entourées de ce cortège de symptômes, les épistaxis aggravent le mal, et c'est bien dans ces cas que le médecin doit administrer avec précaution quelques toniques, afin de redonner à l'organisme ce ton qui lui est nécessaire pour le bon exercice des fonctions.

L'appareil respiratoire a été lésé chez six de nos malades. De véritables pneumonies ont existé comme complication. Il faut bien distinguer l'inflammation des poumons d'avec ces engorgements passifs qui surviennent souvent dans les derniers moments ; Reynaud, deux jours avant sa mort, présenta un de ces engorgements qui n'était dû qu'à la faiblesse.

Les deux Gourbin ont été atteints de pleurésies ; l'un a été rappelé à la santé, l'autre a succombé à un épanchement pleurétique.

Denis avait la respiration haute, un peu embarrassée ; mais nous avons vu que cet état tenait à l'affection du cœur, dont il était atteint depuis assez longtemps.

Les urines que nous avons observées chez certains de nos malades, étaient claires au début, rouges lorsqu'il existait des symptômes inflammatoires, citrines, pâles quand la phlogose était peu marquée, floconneuses ou briquetées à mesure que la maladie approchait de sa fin.

Nous avons vu la rate tuméfiée chez six de nos malades; et comme elle peut être affectée sans que cette tuméfaction soit apparente, il est probable qu'elle a été lésée chez un plus grand nombre de nos typhisés. MM. Andral et Chomel considèrent l'affection de cet organe comme liée en quelque sorte à la fièvre typhoïde; cette déclaration de leur part, résultant d'ailleurs de faits bien observés, est précieuse en ce qu'elle établit un point de contact entre la fièvre typhoïde et la fièvre intermittente, qui voit si souvent comme une de ses complications l'affection de la rate.

D'autres symptômes non moins importants nous ont été fournis par le système encéphalique.

Lorsque nous disions que les anciens, à une époque où l'anatomie pathologique était encore au berceau, avaient dû commettre de grandes erreurs, en comprenant dans leurs fièvres essentielles des lésions organiques qui en étaient indépendantes, nous exprimions une bien grande vérité. Un professeur dont le nom seul fait autorité, et dont nous nous enorgueillissons d'avoir reçu de lui tant de marques d'un vif intérêt, a démontré, dans un ouvrage connu de tous, que bien des fièvres jusques-là réputées ataxiques, essentielles, n'étaient que de véritables inflammations cérébrales. Le beau travail de M. Lallemand sur l'encéphale, a singulièrement rétréci le nombre de ces fièvres, et aujourd'hui, tout médecin versé dans l'étude de l'observation, ne confondra plus les inflammations cérébrales proprement dites, avec celles qui se manifestent pendant le cours de la fièvre typhoïde : une exposition succincte de l'invasion de la marche de ces deux maladies suffira pour en faire apprécier la différence.

Lorsque les inflammations cérébrales commencent à se dessiner, si on interroge le malade, on acquiert le plus souvent la certitude qu'il souffre de la tête depuis long-temps, qu'il a reçu quelques coups, qu'il a éprouvé de la faiblesse dans les membres, qu'il a fait une chute, que la langue a été embarrassée, qu'une évacuation habituelle a été supprimée, que la circulation a été gênée : ordinairement l'appétit s'est conservé, la langue est nette ou peu chargée, le ventre n'est ni douloureux ni tendu.

La fièvre typhoïde est annoncée par un malaise général, perte de l'appétit, bouche pâteuse, mauvaise, diarrhée ou constipation, frisson partiel ou général, douleur sus-orbitaire ; cet état peut durer de deux à huit ou dix jours, avec des exacerbations à peu près régulières, surtout le soir ; mais bien souvent l'invasion est subite, le malade est excité, d'autres fois il est anéanti dès le début, la figure est rouge ou pâle, des douleurs abdominales surviennent, une diarrhée abondante s'établit ou une constipation opiniâtre se fait remarquer.

La maladie cérébrale se déclare-t-elle ? on constate les symptômes suivants qui peuvent présenter des caractères tout-à-fait opposés, ceux d'irritation ou ceux de colapsus : 1° exaltation des facultés intellectuelles, céphalalgie, sensibilité de la rétine, contraction de la pupille, douleur des membres, contraction continue ou intermittente des muscles ; 2° diminution de l'intelligence, stupeur, somnolence, dureté de l'ouïe, perte de la vue, de la parole, paralysie des muscles, insensibilité de la peau.

Lorsque les symptômes cérébraux se montrent dans la fièvre typhoïde, c'est ordinairement après quelques jours de marche de cette maladie, et dans ces cas on a le plus

souvent pu constater le véritable caractère de l'affection.
Douleur sus-orbitaire, langue blanche, rouge ou jaunâtre, gencives blanches ou noirâtres, inappétence, ventre
tendu, pétéchies sur différentes parties du corps, abattement, diarrhée, dureté d'ouïe, légère stupeur, et tout-à-
coup assez ordinairement à la suite d'un frisson, délire
sourd ou violent, soubresauts des tendons, accélération
du pouls, chaleur de la peau, puis décroissance des symptômes et rémission quelquefois prolongée, d'autres fois
très-courte, accès revêtant tous les types et se montrant
le plus souvent d'une manière régulière.

Si ces accès sont méconnus, à chaque nouvelle exacerbation, le système encéphalique, dans beaucoup de cas,
s'affecte davantage, il survient des contractions dans les
muscles, une espèce de paralysie, l'émission des urines
est involontaire, les malades lachent sous eux; enfin
tous les symptômes d'une affection cérébrale se dessinent;
mais à travers tous ces symptômes, ceux propres à la fièvre
typhoïde se prononcent quelquefois davantage : les pétéchies augmentent en nombre, elles prennent une teinte
un peu livide; des hémorragies nasales, intestinales, uté-
rines surviennent, un suintement sanguin se fait aux gencives, et en se desséchant forme ces fuliginosités noirâtres;
la sueur devient visqueuse, la langue se tapisse d'une
matière collante, une diarrhée abondante s'établit, du

sang est mêlé aux matières fécales, le ventre se météorise, ses douleurs augmentent, les narines deviennent pulvérulentes, des abcès se montrent sur différentes parties du corps, des escharres se forment là où le malade reste longtemps appuyé, des parotides apparaissent ainsi que tous les autres symptômes d'une fièvre grave qui, joints à ceux précédemment observés, ne laissent aucun doute sur le véritable caractère de l'affection.

D'autres fois, après deux, trois, quatre, six accès marqués par du délire, des contractions des membres, du coma, de la stupeur, le malade se rétablit lentement sans médication aucune ; ordinairement dans ces cas la convalescence est on ne peut plus longue, mais on n'aperçoit point de la gêne ni de l'embarras dans les mouvements des membres.

De la comparaison de ces deux maladies, sous le rapport de l'invasion, de la marche et de la terminaison de chacune d'elles, il résulte qu'avec un peu d'attention on pourra facilement les distinguer l'une de l'autre.

Mais de ce que nous avons fait cette distinction, de ce qu'elle doit être faite et pour le pronostic et pour le traitement, s'ensuit-il que nous devions ne pas rapporter le trouble de l'intelligence et les autres phénomènes nerveux à l'irritation du cerveau et de ses annexes?

Cette question, je l'avoue, est pour nous difficile à résoudre; nous n'avons point fait d'autopsies d'individus morts de la fièvre typhoïde. MM. Andral, Louis, Chomel, hommes de science et habitués à interroger les cadavres, avouent que l'état des centres nerveux, après la mort, ne saurait, dans la fièvre typhoïde, rendre compte des désordres, qu'ils ont présentés pendant la vie.

Cependant ils ont trouvé des injections à divers degrès dans les méninges; les sinus veineux et les troncs veineux qui entourent la masse encéphalique ont été gorgés de sang chez deux individus, chez lesquels les symptômes de la fièvre ataxique avaient prédominé; de la sérosité, de l'œdème ont été trouvés dans les méninges et dans les ventricules, le cerveau a été vu friable, sablé, quelquefois généralement ramolli.

Voici un tableau de M. Chomel des lésions du cerveau, trouvées dans 51 cas où l'état de cet organe a été noté avec soin :

Injection des méninges. . . . . 4 cas.
OEdème des méninges. 7
Ramollissement général et léger. 6
Epanchement de sérosité dans les ventri-
    cules, variant depuis une cuillerée à café
    jusqu'à une cuillerée à bouche. 12
Etat sablé de la substance cérébrale. . . 5
Densité anormale. 2
Etat normal. 15
                                        51

Ainsi sur ces 51 cas il n'y en aurait que 15 où on n'aurait rien constaté. Mais ces lésions diverses, disent MM. Chomel, Louis et Andral, se rencontrent également dans les états les plus divers et dans la plupart des maladies aiguës ; et quant au léger degré de ramollissement que présente quelquefois le cerveau dans la fièvre typhoïde, il semble, dit M. Chomel, qu'il doit être rapproché du ramollissement des autres organes, que l'on trouve fréquemment dans cette affection.

Il est d'autres observateurs, entre autres M. Piedagnel, qui ont noté dans la fièvre typhoïde, avec symptômes cérébraux, des traces non équivoques d'inflammation.

Au milieu de ce conflit d'opinions, nous allons nous borner à interroger les faits que nous avons recueillis, pour savoir s'ils pourraient jeter quelque lumière sur cette importante question.

Alazard (observation 18e), après un frisson général, éprouve du malaise, lassitude dans les membres et douleur de tête générale assez forte ; les pommettes sont rouges, les yeux luisants, pouls irrégulier ; après huit jours de l'invasion de la maladie, j'apprends qu'il y a eu du délire dans la nuit ; le lendemain, commencement de surdité, réponses lentes, air d'hébétude, soubresauts des tendons.

Viugt sangsues sont appliquées à l'anus ; le délire cesse et revient deux jours après avec plus de violence ; à la cessation du délire, la stupeur est plus prononcée, et ce n'est qu'en remuant le malade, que nous pouvons obtenir de lui quelques réponses ; à mesure que le redoublement diminue, la stupeur est moindre et le pouls n'est pas autant accéléré.

Les redoublements étant tierces, deux jours après, le paroxisme se renouvelle ; mais de la quinine avait été donnée, et il est moins fort que les deux précédents.

Par l'exposé rapide des principaux symptômes cérébraux qu'a offert Alazard, ne devons-nous pas voir une arachnoïdite avec irritation du cerveau, dans les premiers moments du redoublement, puis compression cérébrale par l'engorgement des vaisseaux, ce qui explique l'état comateux qui succédait au délire ?

Chez ce malade on ne peut pas dire, ce me semble, que c'était la faiblesse qui était la cause de tous les symptômes qu'il a offerts ; ce jeune homme était dans la force de l'âge, il n'était malade que depuis huit jours, la rougeur des yeux, de la face, la douleur de tête, l'accélération du pouls, la force qu'il avait conservée, tout indiquait chez lui une vive excitation ; cette excitation n'était pas continue : elle se montrait à peu près périodiquement ; mais ce n'en était pas moins, selon nous, une excitation, une irritation

survenant dans le moment du paroxisme, et ne disparaissant même pas totalement pendant la rémission, ce qui
dans un nombre de cas peut expliquer l'accroissement des
symptômes cérébraux lors des redoublements suivants.

Nous savons, nous répondra-t-on peut-être, que les
symptômes qu'a présentés Alazard, sont ceux que M. Lallemand a si bien tracés comme caractéristiques de l'inflammation de l'arachnoïde avec participation de la
substance cérébrale à cette inflammation; mais ces symptômes, dira-t-on encore, ne sont pas toujours aussi bien
tranchés dans les cas de fièvre typhoïde avec lésion de
l'innervation, et d'ailleurs lorsqu'ils se montrent et que
le malade succombe, nous ne trouvons pas dans ces cas
les caractères anatomiques que ce professeur a décrits avec
tant de précision.

J'examinerai tout-à-l'heure la valeur de la première
objection : qu'on me permette de m'arrêter un instant à
la dernière.

D'abord, en examinant avec soin les observations rapportées par MM. Andral, Louis et Chomel, on y voit que
chez la plupart des malades qui ont succombé à la suite d'un
délire assez prononcé et qui s'est continué jusqu'à la mort,
les méninges ont presque toujours été trouvées injectées; on a vu des infiltrations de sérosité; d'autres fois
quelques légères adhérences des membranes, de l'eau

parfois sanieuse dans les ventricules, etc. ; que si, dans quelques cas où ces circonstances se sont trouvées réunies, on n'a aperçu aucune trace de lésion, cela a pu tenir à ce que le délire avait cessé avant la mort, à ce que ces irritations, ces fluxions n'étant pas continues, ont bien pu, en raison de leur nature rémittente, s'effacer au moment de la mort, ainsi qu'elles disparaissent lors de la rémission. D'ailleurs ne voit-on pas fréquemment des fluxions périodiques extérieures ne laisser aucune trace de leur présence, alors que les individus qui en sont atteints viennent à succomber ?

. Quant à la première objection, consistant en ce que les symptômes cérébraux ne sont pas toujours aussi bien marqués que chez Alazard que nous avons pris pour modèle, nous répondrons : parcourez nos observations et vous verrez que la plupart d'entre elles ont offert des symptômes encore plus prononcés.

Le remouleur, dont M. Coudray nous a transmis l'histoire, était dans un véritable état de fureur auquel succédait un état comateux ; la figure était rouge, les yeux injectés, etc. ; mais pourquoi les saignées répétées qu'on lui fit n'opérèrent-elles pas la guérison ? Notre réponse est facile ; c'est que la fluxion cérébrale n'était pas toute la maladie, comme l'exantheme intestinal ne la constitue pas toute également ; c'est qu'elle était sous l'influence de la rémittence qu'il fallait combattre ; c'est que même dans cette observation intéressante, les symptômes cérébraux, qui avaient disparu avec les redoublements, se montrèrent de nouveau à mesure que ceux-ci se renouvelèrent.

- La femme Nourri (observation 36ᵉ) n'était-elle pas dans un délire extraordinaire? ne demandait-elle pas des armes pour se défaire de ses médecins? Jean Guintrand ne nous prit-il pas aux cheveux, et ne nous aurait-il pas assommés, si nous n'avions eu de prompts secours? Denis (observation 40ᵉ) n'était-il pas dans un état de fureur que l'on rencontre rarement? La fille Liotaud n'était-elle pas contenue avec peine par quatre personnes vigoureuses? Et chez tous le coma ne remplaçait-il pas ce délire violent? Chez Lhomme, atteint d'un anévrisme du cœur, et chez lequel le sang avait dû affluer avec plus de force vers le cerveau, et avait dû l'abandonner plus lentement en raison de la gêne de la circulation et de la respiration, le coma ne fut-il pas plus long et plus prononcé que chez tous nos autres malades? Mais prenons un exemple où des signes de prostration se sont montrés au début.

Marcel (observation 19ᵉ), tempérament mou, peu fort, éprouve un malaise indéfinissable, perte de l'appétit, la tête lui tourne comme s'il était ivre, surdité assez prononcée, affaiblissement de la contractilité musculaire, taches typhoïdes, quelques épistaxis, pouls ne s'éloignant pas de l'état naturel par la force et la fréquence, céphalalgie frontale ; voilà bien à peu près le cortége des symptômes adynamiques. Que se passe-t-il dans le redoublement ? Quelques cris plaintifs, des douleurs dans les extrémités l'annoncent. A minuit, le pouls s'élève, 90 pulsations ; la chaleur de la peau augmente, les pommettes rougissent, délire ; mais les paroles prononcées n'ont ni sens ni suite, en l'interrogeant à haute voix il ouvre les yeux, fixe sans expression, et répond pourtant assez juste aux questions qu'on lui adresse ; mais il baisse de nouveau les paupières involontairement, le coma remplace le délire, et alors nous ne pouvons arracher aucune parole au malade ; ainsi le pouls s'élève, de 60 pulsations, il monte à 90, la chaleur de la peau augmente, les pommettes rougissent, le délire survient, et un état comateux succède.

N'est-ce pas encore dans ces cas une fluxion qui s'opère vers l'encéphale dans le moment du redoublement ? Les symptômes en paraissent moins tranchés que dans les autres observations ; mais cela tient à ce que le sujet ne s'est pas trouvé dans les mêmes conditions, qu'il était plus prostré qu'eux, et qu'alors la réaction n'a pu être aussi forte.

Et si dans la fièvre typhoïde on n'a pas mentionné avec toute l'exactitude désirable les symptômes cérébraux, cela n'a-t-il pas tenu : 1° en ce que dans les grands hôpitaux on ne voit assez souvent, comme nous l'avons dit, les malades qu'à une époque déjà avancée de la maladie ; 2° en ce que l'on n'a pas considéré la fièvre typhoïde comme rémittente ; 3° enfin, en ce que l'attention a été plutôt dirigée du côté du tube intestinal que du côté de l'encéphale.

Après avoir démontré que même dans les cas où la maladie s'annonce par des signes de prostration, le délire et les autres symptômes cérébraux ne dépendent que d'une fluxion, il nous reste à examiner si la lésion des follicules est de nature inflammatoire.

Ecoutons MM. Andral et Chomel à ce sujet :

« Chez le plus grand nombre des malades, dit M. Andral, l'intestin grêle présente une lésion spéciale qu'on ne trouve à peu près exclusivement, à son état aigu, que dans les fièvres dites essentielles, et qui consiste dans la *tuméfaction inflammatoire* des follicules intestinaux ; de cette tuméfaction résulte un exanthème qui occupe la fin de l'iléum.

« La lésion des follicules intestinaux, dit M. Chomel, offre les caractères évidents d'une inflammation, rougeur, tuméfaction considérable chez les sujets qui succombent dans la première période, terminaison ou par résolution, ou par gangrène, ou ulcération dans les deux périodes suivantes ; en même temps, rougeur, ramollissement et quelquefois suppuration des ganglions mésentériques correspondants ; retour progressif des follicules enflammés vers l'état normal pendant la convalescence, aucun doute par conséquent , la lésion des follicules intestinaux est de nature inflammatoire. »

Les symptômes que nous avions notés avec soin ne laissaient aucun doute dans notre esprit sur la nature inflammatoire des follicules intestinaux ; mais en eût-il existé, qu'il se serait dissipé à la lecture des deux passages que nous venons de rapporter.

Si nous jetons à présent un coup d'œil sur ce qui vient d'être dit, nous verrons : 1º que la fièvre typhoïde que nous venons de décrire est de nature rémittente ; 2º qu'il est des causes que nous avons mentionnées qui en favorisent le développement ; 3º que cette fièvre, dont nous avons exposé les symptômes avec soin, est de la même nature que la fièvre typhoïde décrite par MM. Bretonneau, Andral, Louis, Chomel et tant d'autres ; 4º qu'elle comprend toutes les fièvres essentielles des nosologistes, ainsi qu'on en peut juger par l'exposition de nos observations qui, tour-à-tour, ont offert les symptômes des fièvres inflammatoires, bilieuses, muqueuses ataxiques, adynamiques et le mélange de ces fièvres entre elles, ce qui forme les espèces compliquées des auteurs ; 5° que la maladie typhoïde se marie avec l'inflammation de tous les organes indistinctement, ce qui correspond aux fièvres pleurétiques, pneumoniques, encéphaliques, etc., des anciens ; 6° que l'affection des follicules est très-fréquente dans cette maladie, mais qu'elle ne la constitue pas, qu'elle n'en est qu'un symptôme ; 7° que la lésion des follicules est de nature inflammatoire ; 8° enfin, que les cas graves sont ordinairement signalés par un dérangement des fonctions cérébrales, dépendant d'une fluxion sanguine, qui, dans les exacerbations, s'opère dans la boîte encéphalique.

Une fois ces données acquises, nous allons nous occuper du traitement.

CHAPITRE X.

ARTICLE Ier.

Traitement de la fièvre typhoïde.

S'il fallait une preuve de plus, pour démontrer que le véritable caractère de la fièvre typhoïde a été méconnu, nous la trouverions incontestablement dans les variations nombreuses que l'on a fait subir aux méthodes thérapeutiques, tour-à-tour préconisées contre cette affection et successivement abandonnées à mesure que l'on s'apercevait de leur inutilité ou du danger qu'elles faisaient courir aux malades. La marche irrégulière de cette affection, les changements subits et fréquents qu'elle présente dans son cours, son passage brusque d'un état benin à un état grave, devaient nécessairement jeter de la confusion dans les esprits et s'opposer à une bonne méthode thérapeutique, alors que l'on ignorait la véritable cause

de tous ces changements, de toutes ces irrégularités ;
mais à présent que cette cause nous est connue, que les
lésions secondaires qu'elle détermine ont été bien appréciées, que ces lésions, inhérentes en quelque sorte à la
maladie ont pu être distinguées de celles qui ne se montrent que rarement, et qui en cette qualité sont considé-
rées comme de véritables complications, le traitement de la fièvre typhoïde deviendra rationnel, et
le médecin sortira de cette incertitude, de ce vague dé-
solant, de ce septicisme qui commençaient à s'emparer
de quelques bons esprits qui avaient fini par livrer à la
nature ou aux chances du hasard, la guérison d'une maladie contre laquelle pourtant une écorce exotique exerce
tant d'empire, et qu'une divinité bienfaisante, comme le dit
Beaumes, fait végéter dans un autre hémisphère, au
quatrième degré de latitude australe.

Mais on serait dans une étrange erreur, si l'on pen-
sait que la fièvre typhoïde doit exclusivement et dans
toutes les circonstances être traitée par le quinquina ; il
est des cas où la guérison s'opère sans le secours de cette
substance ; il en est d'autres où il est nécessaire de faire
précéder son emploi ou de mettre concuremment en
usage d'autres moyens thérapeutiques ; dans certaines
circonstances il devient urgent de l'employer sans retard, et enfin, efficace au début, elle deviendrait nuisi-

ble lorsque la fièvre rémittente a dégénéré en fièvre continue.

D'où il résulte qu'une seule méthode thérapeutique ne peut suffire au traitement de cette fièvre ; l'excitation générale qui l'accompagne fréquemment, les dérangements organiques qui surviennent, réclament des moyens spéciaux que nous allons successivement faire connaître.

ARTICLE II.

Des émissions sanguines

Si, à l'exemple de Broussais, nous considérions la fièvre typhoïde comme dépendante d'une gastro-entérite ordinaire, les saignées générales et locales formeraient à elles seules la base du traitement ; mais ainsi que nous l'avons démontré, les irritations intestinales et encéphaliques n'étant que les effets de la maladie, ne la constituant pas, nous avons dû, en combattant ces irritations par les anti-phlogistiques, ne pas perdre de vue la cause qui leur donnait naissance ; c'est en tenant compte des modifications que cette cause apporte dans la marche et les symptômes de la fièvre typhoïde, que l'on pourra faire une application utile des émissions sanguines dans le traitement de cette fièvre.

En général, lorsque la maladie se déclare chez des individus auparavant bien portants, robustes, que le pouls est développé, la face rouge, les pommettes injectées, la peau chaude, la céphalalgie intense, une ou deux saignées par la lancette seront utiles au début. Les sujets des 1re, 3e, 6e, 10e, 14e, 22e, 25e, 34e, 38e, 39e, 40e, 42e observations ont été soumis à des émissions sanguines générales ; ceux de la 1re et 3e guérirent ensuite sans autre médication que la diète et une tisane adoucissante ; la femme Guintrand, par une application de sangsues sous les apophises mastoïdes ; Armand (observation 6e) présentait un pouls concentré avec douleur vive dans l'abdomen ; après une application de sangsues à l'anus, l'éréthisme intestinal cessa, une forte réaction eut lieu et une saignée du bras amenda les symptômes phlogistiques. Les redoublements masqués jusqu'alors par l'irritation intestinale se dessinèrent et furent promptement arrêtés par le sulfate de quinine.

Chauvin (observation 14e), chez lequel une pneumonie s'était déclarée pendant le cours de sa fièvre typhoïde, ne parut pas se trouver mieux après la saignée qui lui fut pratiquée ; mais 30 sangsues furent ensuite posées sur le point douloureux, du quina administré immédiatement après, et le malade éprouva de suite de l'amendement ;

ces saignées étaient, indiquées dans ce cas pour opérer le dégorgement de l'organe pulmonaire.

Si Liautaud (fait 22ᵉ) n'a pas vu ses souffrances calmées par la phlébotomie, on ne peut dire pourtant que la saignée qui lui fut faite ne facilita point les bons résultats obtenus par le sulfate de quinine.

Sa cousine Reynier (observation 25ᵉ) vit l'éréthisme général cesser après une saignée de douze onces, et une application de 20 sangsues, faite ensuite sur l'épigastre, triompha de la gastrite et facilita l'introduction du quinquina dans l'estomac.

Pons (fait 34ᵉ) offrit, après un second redoublement, un pouls plein : une saignée de 20 onces est pratiquée, de la quinine est donnée après ; un troisième redoublement survient, des symptômes de pléthore existent toujours, une nouvelle saignée est faite, du quinquina est encore ingéré, et une bonne convalescence s'établit. Nul doute que dans ce cas les saignées n'aient encore été très-utiles.

Nous ne pouvons en dire autant de celles pratiquées à Gilly (fait 38ᵉ) ; environ 80 onces de sang est tiré par la lancette, 90 sangsues sont appliquées, et sous l'influence de ce traitement, les accès augmentent d'intensité, des pétéchies plus nombreuses surviennent, elles prennent une teinte livide, les plaies faites par les sangsues offrent une couleur noirâtre, en un mot, tous les symptômes d'une véritable adynamie apparaissent; ce n'est que par l'administration du sulfate de quinine à haute dose que ces symptômes alarmants se dissipent.

Guintrand (observation 39e) fut saigné après un très-fort redoublement, et 30 sangsues furent ensuite apposées sur l'épigastre ; le sulfate de quinine donné quelques heures après enraya dans leur marche des redoublements d'une violence peu commune, ces émissions sanguines devaient dans ce cas précéder l'emploi de l'écorce du Pérou; elles furent d'un très-grand avantage.

Denis Lhomme (fait 40e) ne parut pas retirer un très-grand bénéfice de la saignée ; cependant en tenant compte des symptômes cérébraux qu'il a offert, de l'état de la circulation et de la respiration, on ne peut que se féliciter de lui avoir ouvert la veine.

Gourbin (observation 42e) n'a paru retirer aucun bénéfice de la saignée qui lui fut faite.

Ainsi, sur 12 malades qui ont été saignés, ne sont point compris ceux dont je n'ai pas rapporté les observations, trois présentaient des cas benins sans complication; et deux ont guéri par la diète et une tisane adoucissante; l'autre se vit promptement débarrassé par quelques doses de sulfate de quinine.

Parmi les neuf autres malades nous ne voyons que Gilly chez lequel des symptômes adynamiques soient survenus après des saignées, il est vrai, très-abondantes ; les autres se sont bien trouvés de la phlébotomie ; mais nous remarquerons, pour qu'on ne s'y méprenne point, que nous n'avons ouvert la veine qu'à des individus qui offraient des symptômes de pléthore ou qui étaient atteints de pleuro-pneumonie ; dans la plupart des autres cas on doit être avare des émissions sanguines générales.

M. Bourbousson, que nous aimons souvent à citer, nous a transmis un fait qui trouve ici sa place et que nous allons rapporter.

Le 1er septembre 1834, je vis pour la première fois le nommé Latour, de Violès, âgé de 48 ans, d'un tempérament lymphatico-sanguin, atteint depuis deux jours d'un rhumatisme aigu manifestant son existence par la douleur et le gonflement des grandes articulations des membres. Le pouls étant développé et fréquent, je pratiquai une abondante saignée. Le lendemain l'état du malade ne s'étant nullement amendé, je revins à la saignée ; j'en fis autant le surlendemain, de telle sorte que je dus soustraire en trois fois au malade au moins quatre livres de sang ; la troisième saignée avait été faite le matin: à midi il n'y avait aucun changement ;

mais le soir le malade se dit complètement guéri, et pour preuve il se mit à agiter ses membres dans tous les sens ayant été appelé, je constatai que le gonflement des articulations avait à peu près disparu, que le pouls était accéléré et petit, et que le malade, qui parlait beaucoup, était dans un état voisin du délire ; une potion anti-spasmodique fut prise pendant la nuit, et le lendemain tout était rentré dans l'état normal, à l'exception du pouls dont la fréquence était encore remarquable ; le soir du même jour, c'est-à-dire le 4 septembre, même état que la veille ; le malade veut se lever, pleure, rit, dit les choses les plus bouffonnes ; potion anti-spasmodique.

Le 5, tranquillité, peau moite, pouls moins fréquent que la veille au soir, langue rouge et sèche, ventre ballonné, pas de selles, urines limpides : 12 *grains de sulfate de quinine.*

Le soir nouveau paroxisme ; le 6 les narines sont pulvérulentes, la langue est rouge et fendillée, les dents sont fuligineuses, le ventre s'est affaissé à la suite de l'émission d'une grande quantité de gaz ; le soir aggravation de tous les symptômes ; 12 *grains de sulfate de quinine* ; le lendemain et le surlendemain on fit encore avaler au malade la même quantité de cette substance ; à dater du 9, les choses furent toujours en s'améliorant, et le 16 la convalescence s'établit.

Qu'elle conséquence tirer de ce fait, ajoute M. Bourbousson ? celle-ci, ce me semble : dans le traitement des
fièvres graves, il faut user des émissions sanguines avec
parcimonie et s'en abstenir complètement dans certains
cas donnés.

Si les saignées générales abondantes ne sont indiquées
dans la fièvre typhoïde que dans des circonstances où il
existe des signes évidents de pléthore, les saignées par
les sangsues trouvent une application plus fréquente, par
rapport à la nature même de la maladie, et par rapport
aux nombreuses inflammations locales qui se développent
pendant son cours ; nous pouvons dire qu'excepté les cas
très-rares, d'ailleurs, où l'adynamie se montre au début,
lorsque nous avons vu les malades dès les premiers jours
de la maladie, nous avons presque toujours eu besoin de
recourir aux émissions sanguines locales que nous avons
fait, ainsi que nous venons de le voir, précéder quelquefois des saignées par la lancette. C'est ordinairement dans
le premier septennaire, après quelques jours de malaise, d'une fièvre plus ou moins forte, que les organes
se congestionnent et surtout que les irritations intestinales
se déclarent. Broussais avait constaté que dans les inflammations du tube digestif, les saignées locales avaient
généralement plus d'efficacité qu'une déplétion subite de
sang produite par la lancette. Ne peut-on pas inférer jus-

qu'à un certain point de cette remarque, faite par un homme aussi éminent que Broussais, que beaucoup de ses gastro-entérites devaient être de la nature de celles que l'on rencontre dans la fièvre typhoïde ?

Il est inutile, je pense, de répéter ce que l'on a dit de tous les temps et de toutes les maladies, que la quantité de sang que l'on devait tirer devait être subordonnée à la force, au tempérament du malade, à son ydiosyncrasie, à sa manière de vivre , à la violence du mal , à la constitution régnante, etc. Ces vérités sont devenues si populaires, qu'il n'est même plus besoin de les exprimer; on ne peut, dans le traitement général d'une maladie, poser des bases qui puissent servir pour tous les cas; c'est dans les observations particulières que l'on peut mieux se former une idée nette de ce qui doit être fait. Examinons donc les résultats qne nous avons obtenus des émissions sanguines dans les divers faits que nous venons de rapporter.

La femme Guintrand (observation 1re) éprouve une forte céphalalgie, la figure est rouge, les yeux larmoyants, pouls développé résistant à la pression, redoublement tous les soirs, surdité très-forte ; une saignée générale procure du soulagement, mais la surdité persiste, les redoublements benins cèdent; la tête étant toujours douloureuse, j'applique 10 sangsues sous les apophyses mastoïdes, la douleur diminue ainsi que la surdité, et la malade arrive à une guérison prompte.

Faraud (fait 3e) offrit tous les symptômes d'une fièvre inflammatoire type; une saignée de 20 onces est pratiquée; le lendemain, douleur sur l'hypocondre droit avec météorisme; le pouls étant toujours résistant, une nouvelle saignée d'une livre est faite; la force de l'artère se faisant toujours remarquer et la douleur abdominale n'ayant pas cédé, 30 sangsues sont posées à l'anus, le ventre est frictionné avec du baume tranquille, recouvert de fomentations adoucissantes; le malade prend des lavements, les redoublements peu inquiétants diminuent, et Faraud, sans autre médication, entre bientôt en convalescence.

Tussac (fait 4e) nous montre encore mieux les bons effets que l'on doit attendre de l'application des sangsues dans certains cas déterminés.

Après quelques jours de malaise général, de céphalalgie et de quelques envies de vomir, des coliques intolérables se déclarent, le pouls est concentré, peu fort; 40 sangsues sont appliquées à l'anus et des calmants sont donnés sous toutes les formes; quatre heures après, les douleurs sont moins fortes; la maladie marchait à une heureuse terminaison, lorsque le malade prend des aliments.

Les coliques reparaissent ; 20 nouvelles sangsues appliquées au fondement amènent un mieux bien marqué ; le malade se rétablit un peu tard , à cause des rechutes survenues par suite d'une alimentation trop précoce.

Peyre (observation 5e) avait, à notre arrivée, le pouls peu développé , il battait 80 fois ; il avait été purgé, du météorisme avec gargouillement existait sur le flanc droit, il y avait douleur sur cette région ; cet homme était jeune et fort, il n'était malade que depuis douze jours ; je fis, tenant compte de ces circonstances, placer 30 sangsues à l'anus, et un peu de mieux s'ensuivit ; les exacerbations qui revenaient tous les soirs et qui commençaient à inquiéter, furent ensuite combattues avec avantage par le sulfate de quinine administré par la méthode endermique.

Clari (fait 7e) offrit les symptômes d'une fièvre bilieuse ; le ventre était météorisé et douloureux , le pouls était à 70 et n'indiquait pas le besoin des saignées générales ; 20 sangsues furent d'abord appliquées pour calmer l'éréthisme intestinal , et du sulfate de quinine mit fin à des redoublements qui s'annonçaient tous les soirs et se continuaient fort avant dans la nuit.

Armand (fait 10e), dont la maladie a tant de ressemblance avec celle de Tussac, a offert en peu de temps les signes propres aux fièvres muqueuse, inflammatoire et pernicieuse.

Des symptômes nerveux abdominaux occasionnant des coliques violentes, furent amendés par 30 sangsues à l'anus et des calmants ; après, céphalalgie sus-orbitaire forte, figure rouge, conjonctives injectées, peau brûlante, pouls 80 résistant à la pression ; saignée d'une livre, les coliques persistent, mais à un degré moindre ; 20 nouvelles sangsues, et les symptômes phlogistiques cèdent.

Voilà un cas où une saignée générale a été placée entre deux saignées locales.

La douleur abdominale, dès le début, assumait tout à elle ; le pouls était petit, concentré ; nous n'osâmes ouvrir la veine ; cette douleur diminue après l'application de sangsues à l'anus, une réaction s'opère, le pouls se développe, une saignée générale est faite, et après une seconde application de sangsues, les coliques et les signes de pléthore s'effacent.

Des redoublements peu marqués jusque-là s'annoncent par des signes inquiétants, mais le sulfate de quinine en fait bientôt justice.

Les six cas que nous venons de passer en revue appartiennent à la fièvre typhoïde benigne simple ; dans cette catégorie de nos malades nous avons insisté un peu plus sur les émissions sanguines que nous ne l'avons fait dans les cas qui présentaient au début, ou peu de temps après, des symptômes qui indiquaient que la maladie offrirait de la gravité et traînerait par conséquent plus en longueur ; d'ailleurs, dans ces derniers cas, il existe bien une vive excitation dans les moments du paroxisme; mais on sait qu'à cette excitation succède quelquefois un abattement effrayant dont on doit tenir compte, ce qui arrive rarement dans les cas benins que nous venons d'examiner.

Néanmoins, nous avons déjà vu, que si dans les cas graves il faut être sobre des saignées, il est certaine circonstance où il faut savoir ne pas les négliger ; les observations 25e, 34e, 39e et 40e viennent à l'appui de ce précepte.

Occupons-nous à présent des effets produits par les saignées locales, sur les sujets atteints de fièvre typhoïde benigne simple, avec complication de l'irritation d'un organe.

Chez la Meluret (observation 11e) il existait un gonflement de la rate ; 10 sangsues appliquées sur le point engorgé ne produisent aucun effet sensible ; la turgescence de cet organe augmente à chaque paroxisme ; les redoublements arrêtés, 10 nouvelles sangsues opèrent un dégorgement, et après l'application d'un emplâtre *de vigo cum mercurio*, l'organe splénique revient à son état normal. Cette observation nous prouve, ainsi que tant d'autres, que fort souvent la lésion locale, non-seulement ne cède point à une émission sanguine, mais acquiert quelquefois de l'intensité alors que les redoublements n'ont pas disparu, et qu'une fois les paroxismes arrêtés, on peut avec avantage diriger un traitement approprié sur les lésions locales. Ce fait d'une haute importance ne contredit nullement les cas où, en attaquant l'organe lésé, les redoublements cèdent d'eux-mêmes, et ceux où l'on combat à la fois avec beaucoup de succès les accès et les dérangements organiques.

M. Ganichot (observation 22e) éprouve au début de la difficulté dans la déglutition ; légers redoublements le soir ; quelques jours après constriction à l'arrière-gorge, pouls à 85 se laissant facilement déprimer ; je n'applique pas moins 20 sangsues au cou, qui dégorgent la partie malade, et du sulfate de quinine donné ensuite arrête les redoublements.

Chauvin (fait 14e) atteint de pneumonie, fut saigné au bras ; à chaque paroxisme il s'opérait une fluxion sur l'organe pulmonaire ; le malade ne pouvait rester couché que sur le côté souffrant, qui était très-douloureux ; les crachats étaient sanguinolents, la respiration très-gênée, son mat à la base du poumon, sans bruit respiratoire, râle crépitant dans le restant de cet organe, le pouls est à 120, quoique peu développé ; convaincu de l'existence de la pneumonie et le malade conservant encore de la force, j'appliquai 30 sangsues sur le point douloureux et je donnai ensuite 40 grains de sulfate de quinine; un mieux instantané bien prononcé fut le résultat de cette médication, et Chauvin fut rappellé à la santé.

L'observation 15e nous offre une métrite qui prenait aussi de l'accroissement à chaque paroxisme; 20 sangsues placées sur l'hypogastre précèdent l'administration du quinquina, et le malade se rétablit à vue d'œil.

Gourbin, du Crestet (fait 15e), atteint d'une pleurésie du côté droit, est pris d'une fièvre typhoïde; des redoublements se montrent tous les soirs; la douleur de côté devient très-forte; 20 sangsues sont appliquées sur le point douloureux; de la quinine est administrée ensuite, et la douleur pleurale redevient telle qu'elle était avant l'apparition de cette fièvre; les autres accidents disparaissent.

Les détails dans lesquels nous venons d'entrer prouvent combien les saignées locales, précédées quelquefois des saignées générales, sont utiles pour opérer le dégorgement des organes congestionnés dans le cours de la fièvre typhoïde.

Il est un autre organe dont nous n'avons pas parlé et qui, par la nature de ses fonctions, mérite une attention particulière.

L'estomac, chargé d'élaborer les substances nutritives et médicamenteuses, se trouve quelquefois affecté, *embarrassé* au point de ne pouvoir remplir les fonctions auxquelles il est destiné, dans ce cas il faut se hâter de remédier à cette complication de la fièvre typhoïde.

Nous avons vu chez l'ouvrier maçon (observation 17e) que le sulfate de quinine n'avait, non-seulement aucune action sur les paroxismes, mais qu'il aggravait l'inflammation du ventricule, faute d'avoir fait précéder son emploi des émissions sanguines ; il a été avéré pour nous également, que les accès de M. Guyot s'exaspéraient par l'administration du quinquina, avant que Broussais eût détruit l'inflammation gastro-intestinale par des saignées locales abondantes; aussi, convaincu par l'expérience que le sulfate de quinine n'a de prise sur les accès qu'autant qu'il est porté dans le torrent circulatoire, et que son absorption ne peut s'effectuer qu'alors qu'il est mis en contact avec un organe capable d'opérer cette absorption, recommandons-nous de rendre autant que possible à leur état normal les parties sur lesquelles on veut porter cette substance ; quand nous en serons à son mode d'administration, nous verrons de combien de précautions doit user le médecin pour en retirer les effets vraiment prodigieux qu'il est en droit d'en attendre.

Ce que nous avons fait chez ce maçon, ce que l'on a

fait chez **M.** Guyot, nous l'avons fait également chez la
fille Reynier , chez Désiré, chez Guintrand et chez la
femme Chave (observations 25e, 27e, 39e, 42e). Ce fut
après avoir combattu par des sangsues l'irritation gastrique, précédée chez Guintrand et chez la fille Reynier
d'une saignée générale, que l'estomac put recevoir avec
efficacité le sulfate de quinine.

Nous n'avons pu apercevoir chez les sujets des 18e,
19e, 20e, 21e, 24e, 32e, 33e et 41e observations, les effets
produits par les saignées locales, à cause de la violence des
redoublements qui existaient chez eux; nous pensons pourtant qu'elles ont été plutôt utiles que nuisibles, en ce
qu'après leur application il ne s'est pas montré des symptômes mauvais que nous pussions attribuer à la soustraction du sang qu'elles avaient opéré, et que le dégorgement des organes congestionnés dans ces cas, n'a pu
que favoriser les bons résultats obtenus par le sulfate de
quinine.

Chez Marcel, j'eus pendant quelques jours du regret d'a-
voir fait apposer 12 sangsues à l'anus ; la prostration plus
grande qu'il présenta après le redoublement qui suivit
cette application, fut attribuée par moi à la perte du sang
qu'il avait faite ; mais quand je vis le pouls devenir
meilleur après la cessation des paroxismes; quand je vis
qu'un peu de bouillon donnait lieu à l'accélération et à

l'élévation de l'artère; que la figure rougissait, je ne fus plus fâché d'avoir tiré du sang, car je voyais par ces symptômes qu'il existait encore de l'excitation à une époque plus avancée de la maladie.

Quelques sangsues avaient été seulement appliquées au début chez la femme Nourri, par le chirurgien qui l'avait soignée; après la disparition des accès, qui avaient fait d'elle un cadavre, le pouls se développe un peu, il reste de l'hébétude, de la surdité, une légère douleur de tête; six sangsues posées en dessous des oreilles, de la tisane et la diète amendent ces symptômes fâcheux; nous avons vu que le même résultat avait été obtenu chez la femme Guintrand, qui offrait des symptômes d'engorgement cérébral avec surdité.

La faiblesse profonde dans laquelle nous paraissait plongé le petit Désiré (observ. 27e), le peu de fréquence et la petitesse du pouls, nous empêchèrent de recourir à l'application de quelques sangsues, que nous aurions dû faire apposer en-dessous des apophyses mustoïdes, alors que nous voyions ce malade sans connaissance et plongé dans une stupeur profonde; nous le tînmes aux tisanes adoucissantes et à une diète rigoureuse; le cerveau se dégagea sous l'influence de ce traitement débilitant, le pouls augmenta de suite en fréquence et en force, les urines furent rendues avec la volonté; n'est-il pas de la dernière évidence que les signes de faiblesse que présentait ce malade, n'étaient dûs qu'à l'affection cérébrale, et que dans ce cas une ou deux petites saignées locales étaient parfaitement indiquées ?

Dans le moment des accès ou pendant la rémission, si le pouls est développé avec signes de congestion cérébrale, une ou deux saignées générales, ainsi que nous l'avons fait, doivent être pratiquées ; si, avec ces signes de congestion de l'organe encéphalique, l'état du malade contre-indique l'ouverture de la veine et qu'il permette les saignées par des sangsues, il faut bien se garder, tant que les redoublements existent, de les poser à un lieu rapproché de la tête. On ne doit, dans ces cas, jamais perdre de vue les principes que Barthès a tracés dans son excellent mémoire sur le traitement des fluxions : lorsque dans une maladie, dit ce grand homme, la fluxion sur un organe est imminente, qu'elle s'y forme et s'y continue avec activité, comme aussi lorsqu'elle s'y renouvelle par reprises *périodiques* ou autres, on doit lui opposer des évacuations et des attractions révulsives par rapport à cet organe. Tenant compte de ce principe, nous avons toujours, tant que duraient les accès, placé les sangsues à un endroit éloigné de l'organe encéphalique ; nous avons en un mot opéré des évacuations révulsives ; notre conduite a été différente lorsque les redoublements avaient cessé ; nous n'avions plus à craindre alors un nouveau transport de sang sur le cerveau, et nous devions, en vertu du second principe posé par le professeur de Montpellier, préférer les évacuations dérivatives qui se font dans ces parties voisines de l'organe, qui est le terme de la fluxion.

C'est ainsi que nous avons fait, et nous nous sommes bien trouvé de ces préceptes, qui sont de tous les temps et de tous les lieux.

Cette pratique a reçu également son application lorsque nous avons été appelé chez des malades dont la fièvre était dénaturée ; nous n'avions dans ces cas à nous occuper que des désordres locaux. Nous avons vu que chez Arène (observation 43e) la rémittence avait cessé, qu'il n'existait plus aucun redoublement, que ce malade était en proie à une inflammation abdominale qui tendait à la chronicité ; une diète rigoureuse, des tisanes adoucissantes, des fomentations de même nature, des lavements émollients, et de temps à autre 2, 4 sangsues à l'anus, amenèrent une guérison qui fut interrompue par des écarts de régime qui faillirent coûter la vie au malade.

Mais toutes ces émissions sanguines, pratiquées à propos ; mais tous les bons effets obtenus par le quinquina sagement administré, seraient en quelque sorte de nul effet, s'ils n'étaient aidés des tisanes adoucissantes, de la diète, et plus tard d'un régime convenable.

Ainsi que nous l'avons vu dans nos observations particulières ; ainsi que l'ont dit tous ceux qui ont traité de
la fièvre typhoïde, le tube intestinal dans cette maladie
est irrité 95 fois sur 100, et comme c'est lui qui est chargé
de l'élaboration des substances nutritives, de combien de
précautions n'a-t-on pas à s'entourer avant de les y
introduire !

Tous nos malades sans exception ont été mis à l'usage
d'une tisane émolliente ; celle que nous avons préférée
lorsque les moyens des parents le permettaient, a été la
décoction de jeunes poulets ; cette tisane est excessivement anti-phlogistique ; venaient ensuite les tisanes de
riz, d'orge, de gomme, etc.

Ces boissons étaient non-seulement prescrites au début de la maladie, pendant tout son cours, mais bien souvent encore à une époque où il était permis aux malades
de prendre quelques légers aliments ; l'irritation intesti-
tinale se prolonge quelquefois pendant si longtemps dans
la fièvre typhoïde, qu'il est aussi nécessaire pendant long-
temps de continuer les boissons propres à la calmer.

Lorsque dans certains cas les tisanes excitent le vomissement, ce qui soulage quelquefois, que ce vomissement se
prolonge, il faut en diminuer la dose pour éviter la sur-
charge du ventricule. Nous avons vu chez la femme Reyre
(observation 44e) que les tisanes ne pouvaient être sup-

portées ; nous en diminuâmes la dose, nous prescrivîmes une potion anti-spasmodique, et les vomissements cessèrent.

Les lavements de mauve, de son, etc., concourent pour leur part à l'amélioration des symptômes intestinaux ; le gros intestin est moins souvent malade, il est vrai, dans la fièvre typhoïde, que la fin de l'intestin grêle ; mais pourtant il participe assez souvent à l'irritation ; dans les cas de constipation comme dans ceux de diarrhée, surtout avec douleur dans l'expulsion des matières fécales, les lavements deviennent d'un besoin pressant.

Dans les cas de coliques violentes, alors qu'il n'existe aucune contr'indication, j'ai retiré des avantages marqués des lavements laudanisés ; chez Tussac et Armand, pris de très-fortes coliques, ces lavements, administrés après des évacuations sanguines, produisirent de très-bons effets.

Nous nous sommes bien trouvé d'employer en même temps les frictions d'huile de camomille, de baume tranquille, les cataplasmes de farine de lin ou de mauve, et les fomentations de même nature, qui seules quelquefois peuvent être supportées à cause de la fatigue qu'occasionnent les cataplasmes par leur propre poids.

La diète est de principe rigoureux dans la maladie qui nous occupe. Eh ! peut-il en être autrement, alors que fréquemment, depuis la bouche jusqu'à l'anus, le tube intestinal est dans un état de phlogose considérable ?

Nous ne pouvons que renvoyer le lecteur aux pages 224 et suivantes, où nous avons démontré les funestes résultats d'une alimentation trop copieuse ou trop précoce ; nous ajouterons ici, pour qu'on ne le perde pas de vue, car ce principe est fondamental , que, s'il arrive quelquefois des cas où le médecin est obligé de permettre de bonne heure quelques aliments, il doit savoir aussi les refuser lorsque des signes évidents d'irritation existent encore ; toute condescendance à cet égard devient fatale , et les malades voient renouveler leurs souffrances ; leur existence est de nouveau menacée, et la convalescence est longue et dangereuse.

Nous nous abstiendrions d'une manière absolue de parler de quelques méthodes thérapeutiques que l'on a renouvelées des anciens, ou que l'on a préconisées de nos jours, si nous ne pensions que quelques-unes d'elles peuvent quelquefois être utiles ; que quelques autres sont de nul effet, et que d'autres enfin sont essentiellement nuisibles.

M. Bouillaud préconise les saignées abondantes pratiquées à des intervalles rapprochés, et donne à ce mode de traitement le nom de saignées coup sur coup ; nous avons pratiqué des saignées copieuses au début chez quelques-uns de nos malades qui présentaient des signes évidents de pléthore, et nous nous en sommes bien trouvé; mais de pareilles émissions sanguines faites indistinctement, même au début, ne peuvent, ce me semble, être conseillées dans tous les cas. Que serait-il advenu à Marcel, à la femme Arnaud, au fils Reynier, à la femme Bouletin, à Désiré (faits 19e, 20e, 24e, 33e, 27e), si au début on leur eût tiré la quantité de sang que M. Bouillaud a l'habitude de soustraire à ses malades? N'avons-nous pas vu chez le rémouleur, à qui 170 onces de sang furent soustraites, que les symptômes adynamiques se prononçaient davantage à mesure que de nouvelles saignées étaient pratiquées, et que cet homme ne dut son salut qu'au sulfate de quinine qui lui fut administré?

Les mêmes motifs qui nous ont fait insister sur la diète, nous font proscrire les purgatifs dans la fièvre typhoïde; la méthode évacuante par le bas, vantée par Hamilton, en Angleterre, introduite en France par M. Bretonneau, érigée en spécifique par M. de Laroque, nous paraît devoir être nuisible.

M. Andral, dont l'opinion est pour nous d'un si grand poids, s'exprime ainsi, page 644 de son tome 3 de *Clinique médicale*, sur les effets observés par l'emploi des purgatifs :

« Chez les dix individus qui n'ont été que purgés, on a observé les résultats suivants : un seul en a éprouvé une influence salutaire, mais ce sujet se trouvait placé dans des conditions toutes spéciales, la cause de la fièvre et des autres symptômes graves qui existaient chez lui, résidait dans une accumulation de matières fécales, et on le guérit en l'en débarrassant.

« Chez quatre autres, les purgatifs administrés, soit au début de la maladie, soit pendant son cours, n'en enrayèrent point la marche, mais ils ne parurent pas non plus exercer sur elle une grande influence directement nuisible ; toutefois dans ces quatre cas, la maladie se termina par la mort.

« Chez cinq autres sujets , l'administration des purgatifs donnés par la bouche ou en lavement fut suivie d'une exaspération plus ou moins immédiate des symptômes ; l'individu dont il est question dans l'observation 34ᵉ, prit un grand nombre de laxatifs pendant toute la durée de sa maladie ; chez ces cinq sujets l'affection se termina par la mort. »

Les expériences qui ont été faites ensuite du désir manifesté par l'académie de médecine, sur les effets des purgatifs dans le traitement de la fièvre typhoïde, militent peu en leur faveur ; aussi est-il généralement reconnu aujourd'hui que cette méthode thérapeutique doit être abandonnée.

En est-il de même des vomitifs ? Nous n'y avons point eu recours, parce que nous n'en avons pas trouvé l'indication ; mais si nous apercevions la langue humide, recouverte d'une matière bilieuse, peau moite, peu de fièvre, envies de vomir, enfin tous les signes d'un embarras gastrique, sans irritation de l'estomac, nous ne répugnerions point à administrer le tartre stibié, ainsi que nous l'avons fait d'autres fois dans certains embarras gastriques dégagés de toute complication.

La persuasion où l'on a été pendant un certain temps que le sang des typhisés avait perdu une certaine quantité de l'acide carbonique qu'il contient dans son état normal, avait fait préconiser par le docteur Cluny, l'emploi de l'eau de seltz ; mais les expériences faites à la Charité, par M. Chomel, lui ont démontré que la méthode du médecin anglais ne renfermait pas la vertu que son auteur lui avait attribuée.

D'autres expériences ont été faites encore par M. Chomel, sur les effets des chlorures dans l'affection typhoïde ; les résultats qu'il obtint par cette méthode, la première année qu'il l'employa, lui parurent satisfaisants ; mais plus tard il s'aperçut que la mortalité était aussi grande lorsqu'on avait traité les malades par les chlorures que lors-

qu'on avait mis en usage les méthodes précédemment
suivies, et aujourd'hui que l'on a constaté le peu d'efficacité
des chlorures, on a cessé de recourir à leur emploi.

Il n'en est pas de même de la méthode tonique; celle-
là n'est pas d'invention moderne; la vogue qu'elle a eue
a traversé les siècles, et si pendant dix ans Broussais l'a
inhumée, elle semble renaître de ses cendres aussi belle
qu'aux beaux jours de Pinel; à quoi tient cette exhuma-
tion d'une méthode presqu'universellement abandonnée?
A un mot: au mot *adynamie*.

Ce mot nous l'avons employé, mais nous avons hâte de
déclarer que nous n'y attachons pas le sens de privation
absolue des forces. Sans doute que chez quelques-uns
de nos malades il a existé, même dès le début, des signes de débilité, mais nous remarquions en même temps
d'autres signes qui ne pouvaient être attribués à la faiblesse.

Ainsi chez Marcel (observation 19e), adynamie très-
prononcée, il y avait rougeur légère anx pommettes, chaleur
de la peau, pouls conservant sa force et sa fréquence, et
dans les moments du paroxisme l'artère bat plus vîte, la
chaleur de la peau augmente, les facultés cérébrales s'excitent; chez les sujets des 20e, 25e, 34e observations
également prostrés, nous apercevions aussi des signes
qui nous empêchaient de croire à une faiblesse absolue.

Nous ne prétendons pas nier que dans certains cas déterminés, il ne puisse survenir, lorsque surtout la maladie est de date ancienne, un état de faiblesse qui réclame quelques toniques; mais ces cas sont très-rares : pour notre compte nous ne les avons point vus.

Et si par les toniques on a obtenu quelquefois des succès, ne peut-on pas attribuer ces succès aux effets produits par le quinquina comme anti-périodique, et non aux effets produits par le quinquina, comme excitant, comme tonique?

Jetons un coup-d'œil sur ce qu'en dit le profond et consciencieux observateur que nous aimons tant à citer; voici comment s'exprime M. Andral :

« Quarante de nos malades ont été soumis au traitement par les toniques et les excitans; le quinquina sous toutes les formes, le vin, le camphre, le musc, l'assafœtida, l'acétate d'ammoniaque, l'éther, diverses eaux distillées aromatiques, sont les principales substances qui leur ont été données; plusieurs ont pris en même temps, chaque jour, une certaine quantité de bouillon de bœuf; sur ces quarante individus ainsi traités, il y en a vingt-six chez lesquels la maladie s'est aggravée et s'est terminée d'une manière funeste; parmi ces malades, il y en a eu quelques-uns chez lesquels, pendant les premiers temps de l'administration des toniques, on observa un amendement qui ne fut que passager.

« Chez les quatorze autres, l'état s'améliora après qu'on eut commencé à donner des toniques, et la maladie se termina heureusement ; mais, relativement à la part que put avoir la médication excitante sur la guérison, ces quatorze individus doivent être distingués en deux séries : dans la première, nous rangeons ceux chez lesquels on observa un prompt amendement dès que les toniques eurent été donnés ; dans la seconde série, nous comprendrons ceux qui, bien différents des précédents, ne virent leur maladie s'amender que peu à peu, progressivement, comme s'ils avaient été soumis à la simple méthode expectante ; si l'on admet que les sujets de la première série ont dû aux toniques l'amélioration qu'ils ont éprouvée, on conservera plus de doute à l'égard des sujets de la seconde série. »

Ainsi, en définitive, sur quarante individus traités par les toniques, nous en trouvons vingt-six chez lesquels la maladie s'aggrave pendant l'usage de ces médicaments ; onze chez lesquels, au contraire, elle s'amende pendant que ces mêmes toniques sont administrés, et trois seulement chez lesquels l'amélioration suit de si près le commencement de l'emploi de la méthode excitante, qu'il semble raisonnable de penser que c'est à ce traitement, que l'amélioration a été due. Relisez, par exemple, l'observation 36e : plusieurs jours de suite des sangsues sont appliquées à l'épigastre, et de simples délayants sont donnés à l'intérieur ; cependant tout s'aggrave et l'état adynamique se prononce de plus en plus ; alors on cesse les applications de sangsues, on administre le quinquina, et dès le lendemain on trouve les forces relevées et une amélioration qui va en augmentant les jours suivants : encore dans ce cas serait-il possible que le bien ait surtout résulté de la suspension des émissions sanguines ; ajoutons que dans ce cas, comme dans beaucoup d'autres, il n'y a pas certitude complète que le quinquina ordonné ait été effectivement pris par le malade ; combien de fois dans le cours de nos recherches cliniques n'avons-nous pas trouvé encore à peu près intact, près du lit des malades, le pot de boisson à laquelle on attribuait soit le bien soit le mal qu'ils avaient éprouvé ?

Chez les individus traités par les toniques, les divers désordres fonctionnels se sont en général exaspérés ou amendés comme la maladie elle-même considérée dans son ensemble ; ainsi, pour le mouvement fébrile, pour les symptômes nerveux, nous ne pourrions que répéter ce qui vient d'être dit dans les précédents alinéas ; ici seulement nous rappellerons que chez le sujet de l'observation 134e, *le quinquina fit disparaître des symptômes nerveux fort*

*graves, qui, par leur nature et par leur retour pério-
dique, ressemblaient à ceux qui caractérisent un accès
de fièvre pernicieuse. »*

Eh bien ! en prenant une à une les quarante observations rapportées par le professeur de Paris, nous voyons
que les quatorze sujets qui ont guéri, ont *tous* pris du
quinquina à une époque de la maladie où ce médicament
pouvait encore être administré comme anti-périodique ;
tandis que sur les vingt-six cas de mort où la méthode
tonique a été également employée, dix malades n'ont
point fait usage de l'écorce du Pérou , deux en ont pris
seulement la veille de leur mort, et trois, soixante-douze
heures avant de succomber.

Parmi les onze autres sujets qui ont pris du quinquina,
celui de l'observation 6e mourut d'une pneumonie ; le
sujet de l'observation 22e délirait une nuit, l'autre non ;
il prit du quinquina, le délire qui devait survenir la nuit
d'après ne parut pas, le quinquina fut supprimé, le délire
se montra de nouveau, et le malade succomba six jours
après : l'usage du quinquina avait été repris trente-huit
heures avant la mort, mais il était trop tard.

L'observation 25e est celle que nous avons rapportée
page 105, et à propos de laquelle M. Andral a dit, avec
tant de raison, que le quinquina donné *plenis manibus*
aurait peut-être convenu.

Une gangrène de la verge et du sacrum survint au malade (fait 27)e; deux verres d'infusion aqueuse de quinquina seulement avaient été donnés.

Le sujet de l'observation 29e mourut d'une hémorragie intestinale; il n'avait pris qu'un gros d'extrait sec de quinquina dans une potion, mais il avait avalé d'autres substances excitantes.

Celui de l'observation 31e fut apporté à l'hôpital dans le dernier degré de la prostration adynamique : pâleur cadavérique, yeux éteints à moitié recouverts par la paupière, pouls très-fréquent, filiforme, peau sans chaleur, abolition complète des facultés intellectuelles, langue pâle et sèche; cet homme, atteint d'un point de côté, avait été saigné trois fois hors de l'hôpital et on lui avait mis 80 sangsues : il était anémique; les toniques relevèrent les forces, il se trouvait mieux; mais il succomba bientôt après.

Dans l'observation 45e, nous voyons que le malade qui en fait le sujet se trouve bien après avoir pris du quinquina; on le supprime, il avait déliré dans la nuit, mais le matin il était mieux; un érésipèle commençait à se déclarer; la nuit d'après le délire revient et les choses vont toujours de mal en pis; l'érésipèle gagne le cœur, et le malade ne tarde pas à succomber.

Un érésipèle flegmoneux emmena le sujet de l'observation 45e; celui de l'observation 53e fut piqué par une mouche à la lèvre inférieure, et deux jours après il succomba à la gangrène.

Une infusion aqueuse de quinquina prise de bonne heure ne garantit pas de la mort le sujet de l'observation 32e.

D'où il résulte, que lorsque nous avons dit que les effets produits par le quinquina devaient être attribués à sa vertu anti-périodique, nous pouvions bien avoir raison; dix malades sur quarante prennent d'autres excitants que le quinquina et ils succombent; cinq n'ingèrent l'écorce du Pérou que dans les derniers moments, et ils meurent; quatorze prennent du quinquina d'assez bonne heure, et ils guérissent; deux se trouvent mieux par l'administration de cette substance, on la supprime et des symptômes mortels se déclarent; quant à la plupart des autres malades, ils se trouvaient dans un état tel, lorsqu'ils sont entrés à l'hôpital, que le sulfate de quinine n'aurait probablement eu aucune prise sur leur maladie.

D'où il résulte encore du relevé que nous venons de faire, des effets des médicaments excitants, que la méthode tonique, proprement dite, ne doit être employée qu'avec beaucoup de discernement.

Passons maintenant à la médication par le sulfate de quinine.

La découverte de la vaccine n'a peut-être pas rendu à l'humanité un service plus grand que la découverte de la quinine ; la fréquence des affections qui réclament son emploi, la facilité de son administration, le peu de répugnance qu'il inspire par une préparation bien appropriée, son efficacité sous un petit volume, la précieuse faculté qu'a le médecin de l'introduire par des voies autres que celles enflammées, les succès presques constants qu'il obtient dans des maladies réputées le plus souvent mortelles, et les inconvénients autrefois attachés au quinquina administré en substance, font de ce sel une des conquêtes les plus précieuses de la médecine.

Mais de son opportunité et de son mode d'administration dépendent en partie le succès.

Nous avons vu, pour les cas benins simples, que les redoublements ne nécessitaient pas toujours l'emploi de la quinine ; que ces redoublements, peu violents, cédaient quelquefois à une médication anti-phlogistique ; que d'autres fois même ils disparaissaient par les tisanes et la diète, mais que dans la plupart des cas il ne fallait pas négliger l'emploi de ce sel.

Les sujets des 1re, 2e, 3e, 4e et 9e observations gué-

rirent sans quinine ; ceux des 5e, 6e, 7e, 8e et 10e ré-
clamèrent l'emploi de cette substance. En général ,
lorsque les accès ne sont pas graves, qu'il n'existe pas de
complications, que chaque jour les paroxismes diminuent
d'intensité, on peut se dispenser d'avoir recours à ce
moyen ; mais si les redoublements persistent, même sans
être plus violents, que l'encéphale paraisse vouloir se
prendre , il faut se hâter de donner le sulfate de quinine
pour prévenir des redoublements plus intenses, ou empêcher une complication fâcheuse.

Mais c'est surtout dans les cas que nous avons cités
dans les trois derniers chapitres des observations , qu'il
faut sans retard donner le quinquina ; un moment de
perdu peut coûter la vie aux malades. Nous avons vu ,
dans une foule de faits que nous avons rapportés, combien il était urgent d'administrer la quinine pour prévenir une mort prompte : Marcel, Bourget, la femme
Nourri (observations 19e, 21e et 36e) et tant d'autres,
n'auraient pas tardé de succomber, si en temps opportun
et bien vite nous n'eussions donné le spécifique.

Quelques citations empreintes du cachet du génie d'un
homme dont nous nous plaisons tant à rappeler le nom,
trouvent ici leur place naturellement.

« Si l'indication du quinquina est tracée par le caractère de la fièvre rémittente , dit Beaumes, la nécessité

d'y recourir promptement et de le donner à dose plus
ou moins considérable, est de même déterminée par la
nature des accidents qui se développent pendant le paroxisme, et par celle de la maladie, qui peut être simple,
grave ou maligne. Une fièvre caractérisée simple par les
symptômes ordinaires d'une exacerbation, n'exige que
peu ou point du tout de fébrifuge ; les forces de la nature
suffisent pour amener une prompte guérison , et l'on est
presque toujours maître de la compléter, lorsque les limites du mal semblent ne vouloir pas se circonscrire.
Mais, dans une fièvre caractérisée grave par un ou plusieurs épiphénomènes par lesquels le danger a coutume
de s'exprimer, le quinquina doit être donné de bonne
heure et à grande dose. L'indication est d'arrêter la fièvre,
même contre les considérations les plus pressantes, pour
que ses effets ne viennent pas à dominer , le moindre
délai pouvant être préjudiciable et permettre à la fièvre
de rentrer dans la classe de ces maladies dégénérées contre
lesquelles le quinquina n'est plus indiqué. Quant aux
fièvres décidément malignes en vertu de la résolution des
forces qui les constituent telles , tout indique qu'il faut
avoir recours au quinquina, lors même que les redoublements, dont le caractère rémittent est très-marqué,
ne sont pas périodiques.

L'observation l'a trop souvent démontré : toutes les

fois que la fièvre est une affection grave, ainsi que les autres éléments qui la constituent maligne ; toutes les fois qu'elle présente la première indication, on ne saurait l'arrêter trop tôt, ou du moins l'attaquer assez directement par le spécifique. Si l'on attendait des signes de coction, si l'on se flattait d'une crise, la fièvre aurait fait une victime avant le temps propre à ces événements ; et, pour prix de sa confiance dans les ressources de la nature, il ne resterait au médecin que le regret d'avoir méconnu les indications urgentes d'un médicament dont on n'avait que des succès, et des succès prompts à attendre. »

Et plus loin il ajoute : « Dira-t-on qu'il y a d'autres indications à remplir ? celle de la fièvre est la plus urgente et doit l'emporter. Craindra-t-on que le quinquina n'entraîne des suites désagréables ? mais cet inconvénient ne saurait être comparé au danger inévitable et pressant que le moment présente. Peut-on redouter une rechute lorsqu'il est question de traiter une maladie mortelle ? Peut-on faire entrevoir de légères obstructions, très-guérissables d'ailleurs, pour un malade qui se trouve en danger de mort ? *Dans des instants où le moindre délai peut tirer à conséquence, l'homme instruit doit en profiter, et, par une prompte administration du spécifique, il doit arracher une victime au trépas et donner à l'art un triomphe de plus.* »

Mais quel est le moment qui convient le mieux à son administration ? Ecoutons encore le Professeur de Montpellier.

« Mais comment se conduire dans ces maladies fâcheuses où le type est irrégulier, et où, pour ainsi dire, les reprises se confondent ? Les uns veulent, pour placer le quinquina, qu'on épie avec le plus grand soin le moment qui sépare les deux reprises, chose qui n'est pas souvent facile ; d'autres exigent que, sans attendre la rémission, on donne ce fébrifuge en tout temps. Pour nous, qui ne déférons à l'autorité qu'autant que l'expérience nous l'a rendue sacrée, nous estimons que le spécifique doit être placé immédiatement après le plus haut degré de l'exacerbation, c'est-à-dire dans le décroissement du paroxisme. »

Ce précepte de Beaumes, quoique nous nous y soyons peu conformé, nous paraît devoir être suivi dans les cas très-graves et dans lesquels il existe un intervalle très-court entre la fin d'un accès et le commencement d'un autre. Le quinquina, pour agir, a besoin d'être porté dans le torrent circulatoire, et peut-il l'être, lorsque quelquefois la fin d'un redoublement est l'indice de l'apparition d'un autre ?

Mais quand on a un intervalle de quelques heures, il faut, comme le disent Clerghorn, Verlhof, épier avec le plus grand soin le moment qui sépare les deux reprises, et profiter de ce moment pour administrer le spécifique : c'est ce que nous avons fait, ainsi qu'on l'a vu dans les observations que nous avons rapportées; et nous devons ajouter que, dans les cas graves, c'est le seul mode à suivre pour obtenir des succès.

Dans la double quotidienne, la double tierce, la double, la triple quarte, etc., il faut saisir aussi l'intervalle des accès pour donner le quinquina; dans ces cas il serait également très-imprudent d'en différer l'emploi, de ne pas se presser de l'administrer à cause de la disposition qu'ont les accès à se confondre, à devenir subintrans. Chez Marcel, chez notre fils et chez beaucoup d'autres de nos malades, dont les redoublements offraient de pareils types, nous n'avons apporté aucune négligence dans son administration, et on a dû voir que notre pratique avait été couronnée de succès.

Il en est de même lorsqu'un organe est irrité, qu'il y a complication, qu'en un mot les malades se trouvent dans la catégorie de ceux dont nous avons rapporté l'histoire dans nos second et quatrième chapitres; à chaque nouvelle exacerbation s'opère sur l'organe malade une nouvelle fluxion, et si de bonne heure on n'arrête cette *cause fluxionnaire*, la mort est souvent le terme de ces congestions répétées.

Dans les cas nombreux qui n'offrent pas cette gravité, alors que les redoublements surtout ne sont pas rapprochés, le quinquina doit également être donné dans l'intervalle des reprises; mais son administration ne se fait pas sentir avec la même urgence.

Ordinairement, après des doses plus ou moins considérables de cette substance, les accès diminuent d'intensité, le calme succède à l'orage; mais quelquefois, ainsi que nous l'avons vu pour quelques-uns de nos malades, le redoublement qui suit l'administration du sulfate de quinine est plus violent que ceux qui l'ont précédé. Dans ces circonstances nous ne nous sommes pas laissé décourager; sûr de notre diagnostic, fort de l'opinion de Beaumes, nous augmentions même les doses, et l'accès violent qui venait d'apparaître était le dernier qui se montrait. Nous ne pouvons résister au désir de citer le passage où cet homme célèbre trace avec une énergie d'expressions qui ne pouvaient partir que d'une conviction profonde, un précepte auquel nous devons peut-être la conservation de la meilleure des mères et la plus vertueuse des épouses.

« Quoi qu'il en soit, n'oublions pas de remarquer, dit Beaumes, qu'un des effets du quinquina est d'augmenter, dans quelques cas, les accidents du paroxisme qui suit son exhibition, lorsque ce remède ne l'emporte pas d'emblée. Les praticiens instruits ne s'y méprennent pas : ils savent que c'est un indice d'une plus grande liberté dans l'action des vaisseaux sur l'humeur fébrile ; mais combien de jeunes médecins, effrayés par cet orage, abandonnent brusquement l'usage du fébrifuge au moment où quelques doses de plus allaient emporter tout le mal ! Qu'ils ne s'en laissent donc pas imposer par cette augmentation apparente de la maladie ; qu'ils sachent qu'après avoir employé le quinquina à forte dose, tantôt les deux reprises suivantes se réunissent pour n'en former qu'une tumultueuse, très-longue et propre à effrayer les assistants ; mais qu'il survient à la fin une détente générale, tous les couloirs s'ouvrent, et la fièvre est emportée ; que tantôt le dernier paroxisme, sans être plus long, est néanmoins très-violent, accompagné de délire, et cependant suivi de la même crise ; enfin que, soit que la maladie soit guérie presque sur-le-champ, soit qu'elle paraisse résister encore à l'action salutaire du quinquina, cette augmentation des symptômes n'en est pas moins avantageuse, lorsque ce fébrifuge a été placé sur des *indications décisives.* »

Oui, le médecin instruit ne se laissera pas effrayer par un accès plus violent, lorsqu'il aura vu que le fébrifuge a été placé sur des *indications décisives :* par une observation de tous les instants, il se sera assuré que des redoublements existent, et que c'est alors la quinine seule qui convient ; il aura bien examiné si la maladie, de rémittente qu'elle était, n'a pas dégénéré en fièvre continue ; car alors l'augmentation des symptômes par le fébrifuge serait l'indice assuré du mal qu'il aurait produit. Nous l'avons dit déjà, et nous ne saurions trop le répéter, bien souvent les malades sont apportés dans les établissements publics à une époque où cette dégénération s'est effectuée, et le quinquina devient alors essentiellement nuisible. Nous nous gardâmes bien de le donner à Arène (fait 43ᵉ) et à quelques autres malades chez lesquels les redoublements avaient disparu ; nous combattîmes par un régime approprié, par de légères émissions sanguines en rapport avec les forces des malades, l'*entérite folliculeuse* qui seule était la cause des symptômes que nous observions alors.

D'où il résulte que le sulfate de quinine ne doit être donné qu'en tant que des redoublements existent, et même dans ces cas, ainsi que nous l'avons démontré, il n'est pas toujours nécessaire de l'administrer pour enrayer dans sa marche une maladie qui pourtant réclame si fréquemment son emploi.

Ainsi, l'on ne sera point surpris si les expériences récentes que l'on a faites dans les hôpitaux de la capitale, sur l'efficacité du sulfate de quinine dans la fièvre typhoïde, n'ont pas amené les résultats avantageux que l'on était en droit d'en attendre, lorsqu'on saura que, n'ayant pas considéré la fièvre typhoïde comme essentiellement rémittente, on a donné cette substance dans la rémission comme au plus fort des exacerbations ; qu'on n'a pas fait précéder son administration des moyens thérapeutiques que nous avons indiqués à chaque page de notre ouvrage, et qui sont si utiles et quelquefois indispensables pour qu'elle puisse produire son effet ordinaire ; enfin, qu'on l'a donnée dans une foule de cas typhoïdes dégénérés où son emploi non-seulement cesse d'être avantageux, mais aggrave un état pénible qu'on n'a pas su prévenir.

Que l'on veuille se livrer à de nouvelles expériences et d'après les bases que nous venons de poser ; que l'on tienne un compte exact des circonstances que nous avons mentionnées, et nous sommes convaincu que l'on reviendra du jugement qui a été porté sur une substance que l'on peut à bon droit appeler spécifique d'une maladie qui depuis si longtemps occupe le monde médical, et dont le traitement vraiment efficace avait été mis en usage dans certaines circonstances par des hommes distingués, au nombre desquels nous aimons à compter un compatriote dont les écrits sont généralement estimés.

Voici quelques-uns des faits que nous trouvons dans

les ouvrages de MM. Andral et Chauffard : ils sont on
ne peut plus concluants en faveur de l'efficacité du sulfate de quinine dans la maladie qui nous occupe.

CXXXIVᵉ OBSERVATION (DE M. ANDRAL).

Nouveau séjour à Paris. Au début, symptômes de fièvre dite
inflammatoire ; délire à la suite d'émissions sanguines. Plus
tard, symptômes dits bilieux : émétique ; le lendemain de l'administration de celui-ci, symptômes graves semblables à ceux
d'un accès de fièvre pernicieuse ; retour de cet accès les jours
suivants ; quinquina donné d'abord comme anti-périodique,
puis comme tonique.

Un commissionnaire, âgé de dix-huit ans, d'une assez
faible constitution, cheveux châtains, chairs molles, a
toujours joui d'une bonne santé ; il n'habite Paris que
depuis trois mois, et n'a pas éprouvé de misère. Le
11 mai, sans cause connue, il sentit à son réveil un
malaise général, de la céphalalgie ; sa bouche était
amère ; dans la journée il eut du frisson. Le 12, il s'a-
lita ; le 13, il entra à la Charité ; le 14, il présenta
l'état suivant :

Vive injection de la face et des conjonctives, peau
halitueuse, pouls fréquent, développé, langue blanchâtre, rouge à la pointe, soif peu vive, ventre indolent et
souple, une selle consistante en vingt-quatre heures.

Cet individu présentait un ensemble de symptômes inflammatoires qui réclamaient une émission sanguine. En localisant la maladie, on pouvait la considérer comme une gastrite, et faire dériver de celle-ci tous les autres symptômes comme autant de phénomèmes sympathiques. Une large saignée fut pratiquée ; la tisane d'orge oxymêlée fut prescrite. Le sang tiré de la veine se réunit en un large caillot peu consistant, verdâtre à sa surface. Pendant la journée l'état du malade resta à peu près le même ; il eut quelques nausées. La nuit, son sommeil fut agité par les rêves les plus incohérents ; il n'alla qu'une fois à la selle.

Dans la matinée dn 15 la fièvre persistait, la langue était moins animée. (30 *sangsues à l'anus.*) La nuit, le malade s'agita beaucoup et fut dans un état voisin du délire.

Le 16, il se plaignait d'un goût d'amertume insupportable ; il avait de fréquentes nausées et peu de soif ; la langue était couverte depuis la veille d'un enduit jaunâtre épais ; il n'y avait pas eu de selle ; la teinte rouge des pommettes contrastait avec la teinte jaune du pourtour des ailes du nez, des lèvres et des conjonctives ; le pouls était toujours fréquent et plein, la peau chaude et sèche.

Ainsi, l'état du malade avait subi depuis la veille un changement notable. Aux symptômes franchement inflammatoires des jours précédents avait succédé cet ensemble de symptômes que l'on désigne sous le nom de symptômes bilieux. M. Lerminier prescrivit deux grains d'émétique dans une pinte d'eau de veau ; mais, comme la fièvre était encore intense , il fit précéder l'administration du vomitif par l'application de trente sangsues à l'anus.

Le malade ne vomit pas et n'alla qu'une fois à la selle. Le lendemain 17, la langue, débarrassée de son enduit jaunâtre, avait repris sa rougeur ; d'ailleurs même état.

(*Tisane d'orge oxymélée.*)

Dans la soirée, le malade, qui avait assez bien passé la journée, fut pris d'un violent frisson avec forte dyspnée. A huit heures, le frisson n'existait plus ; mais le malade, dévoré par une chaleur brûlante, était plongé dans un haut degré de prostration ; ce n'était que par intervalles qu'il répondait aux questions , et par intervalles il délirait complètement. La respiration était haute, accélérée ; le pouls petit , concentré , irrégulier ; les avant-bras étaient le siège de nombreux soubresauts des tendons.

Le malade avait ainsi passé subitement d'une situation peu grave à un état qui fut regardé comme à peu près mortel par ceux qui le virent le soir. Cependant, dans la matinée du 13, nous le trouvâmes moins mal : la respiration était plus libre, les forces étaient relevées, les facultés intellectuelles avaient repris leur netteté, les soubresauts des tendons étaient plus rares ; le pouls, régulier, conservait sa petitesse ; la face exprimait encore un grand abattement, une douce moiteur couvrait la peau, le ventre était ballonné, aucune selle n'avait eu lieu ; la vessie, distendue par une énorme quantité d'urine, faisait une saillie considérable au-dessus du pubis ; on fut obligé de la vider avec la sonde ; un vésicatoire, fait avec un mélange d'ammoniaque et d'axonge, fut appliqué à chaque cuisse.

Même état jusqu'au 19, à six heures du soir. Alors, réapparition des mêmes symptômes que le 17, mais avec une intensité beaucoup plus grande. A neuf heures, le malade semblait comme frappé d'apoplexie ; la perte de connaissance était complète, les paupières restaient abaissées ; si on les soulevait, le globe de l'œil, fixé, immobile, paraissait insensible à l'impression des rayons lumineux ; les narines se dilataient avec force à chaque expiration, et chaque expiration était accompagnée de la dilatation passive des joues ; la langue, aperçue au fond de la bouche, parut sèche et brune à son centre ; le ventre était fortement ballonné ; la fréquence des pulsations artérielles était telle qu'on ne pouvait les compter.

"Le lendemain matin 20, à six heures, amendement semblable à celui que nous avions déjà observé le 19. Le malade avait repris sa connaissance, mais il avait encore un air de stupeur fort remarquable ; comme le 18, la peau était humide.

Ce retour périodique des mêmes symptômes dans le type tierce, le frisson qui annonçait leur invasion, la moiteur de la peau qui se manifestait à mesure que les symptômes graves disparaissaient, pouvaient porter à soupçonner l'existence d'une fièvre rémittente pernicieuse. Le second accès avait été plus violent que le premier ; il était à craindre que le troisième ne fût mortel.

Le 21, jour où ce troisième accès devait se montrer, l'on donna, dix heures avant son invasion présumée, douze grains de sulfate de quinine par la bouche, et une once de quinquina en lavements.

Le soir, l'accès ne revint pas. Cependant il s'en fallait bien, que le malade fût hors de danger : l'état adynamique se prononçait de plus en plus ; la couleur noire de la langue avait fait des progrès ; un dévoiement assez abondant s'était établi ; le quinquina n'en fut pas moins continué en lavements, à la dose d'une demi-once chaque jour jusqu'au 25, dans le but de prévenir tout retour des accès. Depuis le 20, la surface des vésicatoires avait pris une teinte brunâtre, et le 23 une large escarre les recouvrait. La paralysie de la vessie persistait, et l'urine n'était expulsée qu'à l'aide de la sonde.

Le 25, la langue, les lèvres et les dents étaient recouvertes d'une croute noire, épaisse ; le ventre était fortement météorisé, cinq ou six selles liquides étaient rendues dans le lit. Il y avait en même temps chaleur âcre de la peau, grande fréquence et petitesse du pouls, qu'une légère pression faisait disparaître ; air de stupeur très-prononcé, engourdissement des facultés intellectuelles, perte absolue de mémoire, faiblesse musculaire très-grande ; escarres des vésicatoires, du sacrum et du grand trochanter gauche ; paralysie de la vessie ; le retour des accès ne semblait plus à craindre.

Dans cet état, fallait-il n'avoir égard qu'à la phlegmasie non douteuse des voies digestives, et n'administrer que de simples adoucissants ? Fallait-il plutôt prendre en considération l'état général des forces, dont plusieurs symptômes paraissaient indiquer l'absence réelle ? Devait-on admettre, avec Brown, qu'à la période d'excitation générale avait succédé une période d'affaissement, ou dire, avec M. Broussais, que les forces n'étaient point absentes, mais qu'elles étaient toutes concentrées sur le tube digestif ? En admettant cette dernière opinion, eût-ce été même un motif de rejeter les médicaments toniques et excitants ? N'existe-t-il pas plusieurs cas d'inflammations externes où les toniques sont employés avec avantage, soit à l'intérieur, soit sur les surfaces enflammées elles-mêmes ? M. Lerminier prescrit un lavement de camomille avec addition de cinq gouttes d'huile essentielle de genièvre, la limonade citrique pour boisson, deux bouillons, une pinte de décoction de polygala, une autre pinte de décoction de deux gros de racine d'angélique avec addition de deux onces de sirop d'œillet. On sait combien Hildebrand a vanté, dans les fièvres graves, l'emploi de la racine d'angélique : il la préférait comme moins dispendieuse et en même temps comme plus efficace que la racine de contrayerva et de serpentaire de Virginie.

Des embrocations d'huile de camomille camphrée furent faites sur le ventre.

Vingt-quatre heures après que ce mode de traitement eut été commencé, la langue s'était humectée et n'était plus que légèrement brune à son centre; le pouls s'était relevé et avait moins de fréquence ; l'expression de la face était plus naturelle ; les yeux surtout étaient plus en harmonie avec les objets environnants. Le malade répondait nettement et avec précision aux questions ; il parlait de son état de souffrance comme un homme qui jouit de toute l'intégrité de ses facultés intellectuelles ; mais il ignorait complètement où il était ; il n'avait sur son existence passée que des idées confuses ; il lui était même impossible de se rappeler ce qui lui était arrivé la veille, ou même ce qu'il avait fait deux ou trois heures auparavant. Le ballonnement du ventre n'avait pas diminué ; le dévoiement était aussi considérable ; le malade lâchait sous lui, il n'urinait qu'avec la sonde. Les escarres furent couvertes de quinquina camphré. D'ailleurs, même prescription, plus une tasse de vin.

Le 27, l'infusion aqueuse de quinquina fut substituée à la décoction de polygala, et la limonade minérale à la limonade citrique.

Du 28 au 6 juin, une amélioration rapide eut lieu. Les mêmes médicaments furent continués ; nous vîmes, pendant qu'ils étaient administrés, la langue reprendre chaque jour un aspect de plus en plus naturel, le ventre redevenir souple, le dévoiement se modérer, puis cesser complètement, le pouls se ralentir, la stupeur disparaître, les forces se rétablir, la mémoire revenir, les

plaies des vésicatoires se cicatriser, et les ulcères du sacrum et du grand trochanter, qui avaient succédé à la
chute des escharres, se déterger et prendre une couleur
vermeille.

Il n'y eut pendant tout ce temps aucune sueur, aucun
phénomène qui pût être considéré comme critique.

Le 6 juin, le pouls n'avait plus qu'une fréquence
médiocre, et la chaleur de la peau avait perdu son
âcreté; la diarrhée avait entièrement cessé. Le malade,
qui semblait sur le point d'entrer en convalescence, demandait avec instance des aliments. Malheureusement
l'ulcère du grand trochanter faisait chaque jour des
progrès. La suppuration abondante qui en résultait empêchait le malade de reprendre ses forces; elle pouvait
même devenir une cause de rechute et de mort. L'infusion aqueuse de quinquina fut remplacée par six onces
de vin de quinquina. D'innombrables observations cons-
tatent les bons effets de cette substance, sans réaction
générale vive : de Haen surtout en a signalé les avantages. *(Nat. med., pars undecima, caput primum.)*

Le vin de quinquina fut continué à la dose de six à
huit onces chaque jour pendant tout le cours du mois
de juin et le commencement de juillet. Pendant ce temps
les ulcérations cessèrent enfin de s'étendre; celle du
sacrum se cicatrisa assez promptement; mais les bords

de l'ulcère du grand trochanter se décollèrent. On parvint peu à peu à en opérer le recollement à l'aide d'une compression méthodique.

La cicatrisation n'était pas encore complète le 15 juillet. A mesure que l'ulcération avait diminué, le pouls était aussi devenu de moins en moins fréquent. A dater des premiers jours de juillet toute espèce de fièvre cessa, et la suppuration n'étant plus que très-peu abondante, l'usage du vin de quinquina fut suspendu. Le malade était dans l'état le plus satisfaisant : il commençait à se promener dans les salles et dans le jardin de l'hôpital ; il mangeait le quart, et buvait deux tasses de vin chaque jour.

Dans la nuit du 15 au 16 juillet, apparurent sur les fesses huit à dix boutons varioliformes. Le lendemain, quelques-uns se montrèrent sur les bras et sur la face ; rouges et coniques d'abord, ils étaient déjà blancs trente heures environ après leur apparition : quatre ou cinq étaient déprimés à leur centre, les autres conservaient leur forme pointue ; on en remarquait quelques-uns de confluents à la région lombaire. Au bout de trois jours ils étaient tous desséchés. Du reste, aucun mouvement fébrile, aucun trouble n'accompagna cette éruption, qui nous parut ressembler beaucoup à une varicelle. Le malade portait les marques de la vaccine.

Pendant les quinze derniers jours de juillet, les pieds s'œdématisèrent légèrement chaque soir. Cette infiltration passive fut combattue par le vin diurétique amer de la Charité, et se dissipa à mesure que les forces se rétablirent. Le malade sortit très-bien portant le 6 août.

Nous avons déjà essayé de faire ressortir, dans le cours de cette observation, les circonstances qui la rendent surtout remarquable. Nous avons vu que les symptômes inflammatoires qui existaient dans le principe furent combattus par de larges et nombreuses émissions sanguines ; que plus tard un vomitif fut administré : il ne donna lieu à aucune évacuation, et le lendemain se montra un premier redoublement, qui donna à la maladie le caractère d'une fièvre rémittente pernicieuse. Le second redoublement fut encore plus terrible ; le quinquina fut alors donné avec succès. Je ne chercherai point comment les bons effets du quinquina dans ce cas peuvent être expliqués ; je me contente de raconter le fait et de rappeler qu'il suffit d'ouvrir les livres pour trouver d'innombrables exemples de cas analogues. De semblables succès auraient-ils été obtenus, si l'irritation gastro-intestinale jouait le principal rôle dans cet ensemble de phénomènes effrayants qui caractérisent l'accès ? Dans cette irritation peut être le point de départ, mais en elle ne réside point toute la maladie.

Lorsqu'il ne resta plus que les symptômes encore
très-graves, d'une fièvre adynamique des plus intenses,
c'est encore une médication éminemment tonique que
l'on opposa à ces symptômes ; pendant que cette médication était donnée, la langue, sèche et noire, revint
promptement à son état naturel.

Enfin, lorsqu'une abondante suppuration épuisait le
malade, c'est encore par le quinquina, donné à une dose
considérable, que les forces furent soutenues.

Nous devons aussi noter l'éruption varioliforme et
l'œdème qui survint pendant la convalescence : résultat
de la débilité générale, cet œdème disparut à mesure
que les forces se rétablirent.

Les bons effets du quinquina dans cette observation,
M. Andral, peuvent et doivent être expliqués par sa
propriété anti-périodique ; il suffit, ainsi que vous le
dites, d'ouvrir les livres pour trouver d'innombrables
exemples de cas analogues. Dans le vôtre, j'en rencontre beaucoup qui ressemblent à celui-ci, qui sont de
la même famille, qui auraient réclamé la même médication ; j'en lis de semblables dans le traité de M. Chauffard ; et comme ce savant praticien les a recueillis dans

la même contrée où j'exerce, je ne puis m'empêcher
d'en rapporter deux dans lesquels, comme dans le vôtre,
le quinquina a triomphé, alors que par une autre médication la maladie marchait vers une terminaison funeste.

Fièvre cérébrale compliquée dans les commencements, de
nombreuses affections; mouvement fébrile continu qui se con-
vertit en accès quotidiens; sulfate de quinine, lavement fébrifuge, révulsion forte sur le tube intestinal dont l'irritation
s'était évanouie, guérison.

Liquaire, ouvrier charron, agé de 20 ans, sanguin
et robuste, se rendant dans son pays, entre à l'hôpital le
sept janvier 1827. Fièvre, frissons, chaleur mordicante,
tête embarrassée, sensations obtuses, la langue rouge
et sèche, altération, diarrhée, toux, oppression, côté droit
du thorax moins sonore que le gauche, urines troubles :
l'avant-veille ce malade avait été saigné; il l'est de nouveau, et le lendemain on lui applique trente sangsues
à l'épigastre, dont les piqûres fluent pendant seize heures;
d'ailleurs, diète, hydromel, lavements et cataplasmes
émollients sur l'abdomen, les tranchées et les déjections
diarrhéiques cessent progressivement, la langue pâlit et
devient muqueuse; quant à la maladie de poitrine, elle

persiste ; en même temps l'affection de la tête augmente
et à la céphalalgie sourde dont ce jeune homme était
atteint, succède un délire intense, entrecoupé de vagues
rêvasseries : loochs blancs, tisanes pectorales, vésicatoires
aux jambes, et, plus tard, sur les côtés du thorax, la suf-
focation et la toux s'aggravent encore. Ils suppurent beaucoup, les symptômes de la pneumonie s'affaiblissent d'une
manière marquée ; mais l'ataxie marche : les accès de
délire s'éloignent, un sommeil comateux les remplace ;
carphologie, grincements des dents, spasmes et défor-
mation de la face, yeux tantôt fermés, tantôt ouverts,
toujours brillants, immobiles, pouls petit, contracté, d'une
extrême fréquence, abolition des sens, décubitus sur le
dos, les jambes écartées, etc. Ces phénomènes durent
bien des jours, et l'épuisement du sujet, la longueur de
la maladie, le bon état des voies digestives me font penser
au quinquina, lorsque survient inopinément un frisson
de deux heures, suivi d'une forte chaleur et d'une sueur
qui continue toute la nuit. Apyrexie dans la matinée,
affaissement très-considérable, allongement des traits ;
d'ailleurs, mêmes symptômes d'arachnoïdite et de compression cérébrale : second accès dans l'après-midi. Le
vingt-deuxième jour, faiblesse extrême ; un scrupule de
sulfate de quinine dans une potion aromatique, l'accès ne
se déclare que le soir, il est peu intense, il dure peu ; ce-

pendant, nuit inquiète et sans sommeil. Le lendemain,
lavement avec le laudanum, l'alcool et la poudre de quinine, purées au bouillon, eau vineuse ; le malade, malgré
sa débilité, me reconnaît, remue les yeux et regarde,
il sort de son assoupissement. Les jours d'après, nuits
paisibles, bon sommeil, diminution sensible de la fluxion
cérébrale, rétablissement progressif des fonctions intellectuelles, physionomie plus vivante, la convalescence
fut longue, mais la guérison parfaite.

Dans ce cas, le quinquina convenait ; l'incident qui
me força à l'employer sans délai en devint la preuve. Le
ventre était souple et la phlegmasie de la poitrine presqu'éteinte, l'encephale, à lui seul, avait absorbé toute la
violence du mouvement inflammatoire. Que faire pour en
prévenir les funestes effets ? Recourir à de nouvelles
émissions sanguines, c'était folie ; à de nouveaux révulsifs
extrêmes ; mais ceux qui existaient, actifs et nombreux,
ne jouissaient d'aucune vertu. Il fallait donc agir sur les
intestins ; et vu l'ancienneté et le caractère rebelle de la
congestion encéphalique, je les intéressais dans toute
leur étendue.

Pour procurer du sommeil je joignis l'opium au quinquina, quoique ce remède soit généralement et très-arbi-
trairement proscrit dans les phlegmasies cérébrales. Ce
n'est pas la première fois que je m'en suis servi avec

avantage ; et dans cette circonstance d'ailleurs, l'amélioration qui suivit le sulfate de quinine annonçait assez
que la fluxion portée sur les voies gastro-intestinales
détruisait entièrement celle de la tête.

Quelquefois, la fièvre ataxique se montre, dès son
apparition, avec la forme paroxystique, ce qui indique
encore la méthode excitante, lorsque surtout le ventre
n'est pas affecté.

***

Fièvre cérébrale sur-aiguë rémittente ; insuffisance des antiphlogistiques ; urgence et bon effet du sulfate de quinine à
haute dose.

Un jeune avocat d'un caractère ardent, sanguin, quoique peu développé, travaillant beaucoup, fut pris, à la fin
de décembre 1828, d'une éruption de furoncles qu'on
traita par des boissons rafraîchisantes et des bains. Comme cette maladie ne cédait pas à des moyens si simples ;
eau purgative de Sedlitz, quelques évacuations, et dans
l'après-midi, bain ; le malade en sort avec un frisson
violent, se met au lit et passe la nuit dans une forte agitation fébrile. Le lendemain, sueur, sensibilité extrême
des yeux et de tous les sens, céphalalgie : ces phénomè-

nes d'excitation cérébrale s'apaisent, et la fièvre diminue, lorsque sur le soir ils reparaissent précédés d'un nouveau frisson ; large saignée, nuit moins orageuse. La fièvre s'affaiblit le matin de meilleure heure ; mais bientôt malaise, pendiculations, symptômes avant-coureurs d'un autre paroxisme : 30 sangsues aux malléoles, qui n'enraient pas la congestion cérébrale. Le docteur Pamard, mon parent et mon ami, qui porte un nom bien connu en chirurgie, me fait appeler. Saignée de la saphène qui donne peu de sang, saignée du bras de vingt onces, cataplasmes aux jambes ; l'accès marche pendant la nuit, le malade se tourmente et délire ; le matin il est pâle, épuisé, il a perdu beaucoup de sang, il tombe dans la somnolence. Sur le soir, paroxisme, rougeur entière de la face, douleurs de tête qu'exaspèrent le moindre jour, le bruit le plus léger ; pouls large, impétueux, de 120 a 130 pulsations, et cependant très-compressible ; boissons douces et tièdes sous toutes les formes, cataplasmes sinapisés aux membres inférieurs, émolliens sur la tête et l'abdomen. Lypothimies longues et effrayantes dans la nuit et dans la matinée, le malade, dans ses moments lucides, craint de s'évanouir, lâche sous lui, il divague, il rêve, il est par moments d'une singulière exaltation d'idées, l'ouïe devient d'une sensibilité douloureuse, il est blême, affaissé, il a la figure profondément altérée, une sueur épaisse et froide. Quoique le pouls fût encore fréquent, **20** *grains de sulfate de quinine en trois doses, d'heure en heure* : la langue avait toujours été humide, muqueuse, et le ventre souple; il ne survint pas de frisson, seulement le pouls prit plus de vîtesse et la peau de la chaleur, mais à un degré fort modéré : nuit assez calme, suivie d'une journée où il n'y eut d'autre accident qu'une ou deux lypothimies, provoquées par des évacuations alvines et le changement de lit. La nuit d'après, encore du délire et quelques symptômes d'excitation cérébrale ; **16** *grains de sulfate de quinine*, et dès lors amélioration plus marquée ; le malade, quoique très-amaigri, se remit bien vîte, comme on le fait à cet âge.

Ce fait prouve la puissance de la révulsion sur les voies digestives dans les inflammations cérébrales. Lorsque les anti-phlogistiques directs ont échoué, et que la violence des paroxismes porte une atteinte rapide et profonde à la vie, les saignées affaiblissaient par moment la fluxion; mais elle reparaissait plus active, elle s'accroissait malgré la diminution des forces, et tout le sang affluait vers l'organe affecté : de là les lypothimies et l'imminence du danger. Il y eut après le sel de quinquina des déjections vertes et jaunes, des tranchées assez douloureuses, qui nécessitèrent des lavements de pavots, des potions huileuses et morphinées.

Voilà une fièvre rémittente où le quinquina réussit : cette variété de l'excitation fébrile n'exclut donc pas toujours les toniques ; la contre indication la plus réelle que puissent rencontrer ces moyens, c'est l'état enflammé des voies digestives. Bien plus, d'après les expériences de M. Bally, la quinine fait tomber l'irritation du cœur et du système circulaire : cela tiendrait-il encore à la révulsion opérée par ce sel ? Je le crois ; car il n'exerce pas de sédation directe sur les organes , et, quoiqu'on ait prétendu le contraire, il stimule toujours. Si donc il produit pour quelques-uns d'entre eux un effet sédatif, ce n'est qu'indirectement et à la manière de tous les révulsifs , lorsqu'ils détournent franchement la fluxion morbide. Sous ce rapport , aucun médicament connu ne l'emporte sur le quinquina.

Dans la première observation , le quinquina convenait, dit M. Chauffard ; l'incident qui le força à l'employer en devint la preuve. Cet incident sans doute était l'accès quotidien qui se montrait. Dans la seconde , le quinquina réussit également à cause de la rémittence , *de cette varié'é de l'excitation fébrile.* Très-bien ! c'est là l'explication qui convient, la seule , ce me semble ,

qui puisse être donnée. Le sulfate de quinine avait agi
en vertu de sa propriété fébrifuge, en détruisant la rémittence qui était la cause de ces fluxions périodiques,
de cette variété de l'excitation fébrile qui s'observe toujours dans la fièvre typhoïde, qui en forme le caractère
fondamental, qui, en un mot, en constitue la nature.
Je ne nie point qu'une révulsion opérée sur le tube intestinal ne puisse contribuer à dégager l'encéphale,
mais je ne pense pas que, dans ces observations, ce soit
à la révulsion que l'on doive attribuer les bons effets
obtenus par le sulfate de quinine.

Une fois l'opportunité de cette substance reconnue,
occupons-nous de son mode d'administration.

Il est un point important sur lequel nous ne saurions
trop nous appesantir : c'est que, pour agir, le sulfate de
quinine a besoin d'être absorbé ; de là, la nécessité de le
donner, ainsi que nous l'avons prescrit, dans les cas graves, immédiatement après la cessation de l'accès et quelquefois même à son déclin. De là également la nécessité
de porter l'attention la plus scrupuleuse sur les organes
avec lesquels on doit le mettre en contact, pour s'assurer
s'ils seront aptes à opérer cette absorption. Nous avons
déjà vu que lorsque l'estomac était irrité, il fallait faire
précéder son ingestion dans cet organe d'émissions sanguines plus ou moins abondantes et en rapport avec l'état

de l'individu ; nous n'y reviendrons pas, mais nous devons dire que, dans ces cas, si les redoublements présentaient de la gravité, on devrait, en même temps que l'on aurait recours aux émissions sanguines, introduire cette substance par d'autres voies, ainsi que nous l'avons pratiqué grand nombre de fois. Chez les personnes à peau blanche, fine, chez les enfants surtout, les frictions sur les membres, sur le trajet de la colonne vertébrale, réussissent très-bien. L'observation de M. Guyot et tant d'autres sont là pour l'attester.

Chez des individus moins bien disposés, on obtient les mêmes résultats par l'application de vésicatoires, en ayant le soin de saupoudrer les plaies qu'ils ont faites. Si les gros intestins n'étaient pas trop irrités, on pourrait également donner en lavement le fébrifuge. C'est ce que nous avons souvent pratiqué, et nous nous en sommes bien trouvé.

Ainsi, lorsque l'estomac est irrité, calmer l'irritation avant d'y introduire la quinine, suivant l'urgence, l'administrer en frictions ou en lavements en même temps que l'on opère une soustraction de sang, telle est la pratique qui doit être suivie ; et, si un embarras gastrique avec absence d'irritation existait, un vomitif faciliterait son action. Mais une complication grave que nous avons vue, que nous avons mentionnée, sur laquelle nous croyons devoir revenir, contre indique·, selon nous, l'administration du quinquina dans le ventricule ; nous voulons parler de cette matière collante, visqueuse, glutineuse que l'on rencontre dans la bouche et qui probablement tapisse aussi la muqueuse gastrique ; Reynaud, de la Bousquette (observ. 30ᵉ), qui présenta cette particularité, succomba, quoique des doses considérables de quinine eussent été données ; la femme Guigue (fait 31ᵉ), chez laquelle la bouche était tapissée de la même matière, fut rendue à la santé par l'application de cette substance sur des plaies faites par des irritants externes.

Soit qu'on le donne par la bouche, en lavements ou par la méthode endermique, le sulfate de quinine cesserait d'avoir de l'action si on laissait arriver les malades à un état avancé d'adynamie. La faiblesse des organes empêcherait alors son absorption, et la mort arriverait par la négligence qu'aurait apportée le médecin à donner un médicament que l'on ne saurait, dans les cas graves, employer avec trop de célérité.

La dose à laquelle on doit l'administrer varie suivant le lieu d'élection, l'âge, et l'intensité des redoublements.

Employées en frictions, les doses de sulfate de quinine peuvent être portées chez l'enfant âgé de cinq à dix ans, dans les cas ordinaires, depuis 5 jusqu'à 15 grains, et dans les cas graves, jusqu'à 20 grains et même à 30.

Cette dose sera accrue en raison de l'âge que prendra l'enfant, comme aussi elle sera diminuée chez celui qui n'a point encore franchi les premiers âges de la vie.

L'adulte pourra en supporter des doses beaucoup plus considérables ; chez M. Benoit, receveur de l'enregistrement à Vaison, atteint de gastrite intense et de redoublements qui faisaient de lui un cadavre, j'en ai donné en deux jours, avec succès, 250 grains, d'ailleurs, on comprendra que les doses doivent varier encore, suivant la constitution et une foule de circonstances qui ne peuvent être bien appréciées que par le médecin chargé de diriger le traitement au lit des malades.

L'absorption devient plus active lorsque la peau est dépouillée de sa première couche ; la dose de quinine doit alors être moindre, de 4 à 8 grains chaque jour pour les enfants, de 15 à 30 pour les adultes.

A l'intérieur, dans les redoublements peu violents, 12 à 15 grains suffisent dans les vingt-quatre heures ; mais dans les cas très-graves, on doit en faire ingérer des quantités beaucoup plus considérables : Marcel (observ. 19e), en prit 60 grains en six heures et 50 grains le lendemain ; Bourget (fait 21e) en avala 60 grains en une heure par prises de 10 grains, et il fut en même temps frictionné avec 40 grains ; le lendemain, de huit heures et demie à onze heures, il en prit 80 grains par la bouche, dans la nuit, encore 60 grains de la même manière et 20 grains en frictions ; enfin, nous en donnâmes 100 grains à la femme Nourri (observ. 36e) dans un espace de trois heures, et 40 nouveaux grains la nuit d'après. Ces trois malades durent, à ne pas en douter, leur guérison à une médication que l'on pourra appeler hardie, mais qui n'a rien d'effrayant, si on se reporte aux doses de quinquina qu'on administrait dans les cas graves avant la découverte de la quinine , sans qu'il en résultât d'accidents fâcheux. « Je n'ai jamais compté , dit M. Sims (*Obs. sur les mal. épid.*, p. 193) , sur moins de six ou sept onces de quinquina dans un danger pressant , et données dans environ deux jours ; mais quelquefois trois onces suffisaient , et j'atteste ici n'avoir jamais vu un cas de fièvre nerveuse, putride ou maligne, où le malade qui en a pris une quantité requise ait péri. J'ajouterai aussi que je n'ai jamais vu dans ces fièvres l'estomac incommodé par la plus forte dose , soit dans le temps de son usage , soit après, et que lorsque je pouvais engager le malade à prendre les premières doses de quinquina , je le continuais sans interruption jusqu'à ce qu'il en eût pris une quantité suffisante , me faisant une règle de le donner dans le moindre temps possible, vu que le rebut des malades pour ce remède naît souvent du trop long temps qu'on met à le prendre. » Et

M. Veryst a porté bien plus loin la quantité de quinquina, puisqu'il enseigne que, dans les fièvres automnales des pays très mal-sains, il faut employer 20,
30, 40, 50 et jusqu'à 80 onces de quinquina dans les
cas très-fâcheux; il en a même donné 90 onces dans
les trois premiers jours.

Nous finissons ici ce que nous avons à dire de l'emploi
du sulfate de quinine dans la fièvre typhoïde, en recommandant de continuer de le donner pendant quelques
jours après la disparition des accès, lorsque d'ailleurs
rien n'en contr'indique l'usage, et dans le chapitre
dernier qui va suivre, nous allons terminer notre écrit
par l'exposition succincte des soins que réclame la convalescence.

CHAPITRE XI.

La tâche du médecin est bien loin d'être finie lorsqu'il a conduit ses malades au terme de la convalescence, à cet état intermédiaire de la maladie et de la santé; les soins qu'ils réclament à cette époque doivent être ni moins assidus ni moins bien dirigés que ceux qu'on leur a jus-qu'alors donnés. L'atteinte profonde qu'a reçu l'ensemble de l'économie dans les accès typhoïdes graves, les lésions intestinales et cérébrales à peine éteintes et prê-tes à se réveiller au moindre signal, commandent une observation rigoureuse des lois hygiéniques seules capa-bles de ramener la santé.

Un des premiers soins pour le convalescent sera de se vêtir plus chaudement qu'il ne le faisait étant bien portant; en été même il ressent vivement les variations atmosphériques; tout changement de température l'im-pressionne et produit sur lui une influence fâcheuse; il faut donc qu'il se mette à l'abri de ces inconvénients en se couvrant de vêtements appropriés à son état. Il sera, autant que possible, placé dans une chambre bien aérée, où l'air soit pur, sec, exposée aux rayons solaires et où la température soit de 15 à 18 degrés (R.), l'habitation à la campagne, lorsque d'ailleurs les mêmes soins qu'à la ville peuvent être donnés, est de beaucoup préférable, surtout au printemps et en automne ; l'air pur que l'on y respire, cette tranquillité d'âme que l'on y goûte, l'éloignement où l'on est de ces visites si souvent importunes, les promenades agréables que l'on peut y faire hâtent le terme de la convalescence et font arriver bien plus vite à un rétablissement parfait. Les promenades en voiture, à cheval, les distractions agréables, douces, sont aussi utiles que les émotions trop vives sont nuisibles, les méditations, les travaux intellectuels prolongés doivent être sévèrement proscrits.

Une très grande propreté doit être observée. Si des plaies existent encore, elles seront pansées avec soin. Dès le moment que le convalescent pourra le supporter, on le plongera dans un grand bain.

L'appétit n'arrive quelquefois que par degrés pendant la convalescence ; d'autres fois il se fait sentir d'une manière incommode ; les fonctions digestives dans l'un et l'autre cas ne reprennent que peu à peu leur exercice régulier. Chez beaucoup de convalescents, la diarrhée persiste et réclame des lavements adoucissants, quelquefois des lavements légérement astringents; les aliments se digèrent mal chez un certain nombre, chez quelques-uns des douleurs dans les entrailles se font sentir pendant quelque temps encore. Le choix et la quantité des aliments doivent donc être subordonnés à ces divers états.

On doit d'abord permettre aux malades quelques bouillons d'agneau, de poulet, puis de bouillon de mouton, de légers potages faits avec la semoulle, le racahout, les crèmes de riz, d'épeautre, les fécules de pomme de terre, le sagou, le salep, le tapioca; le lait, les gélées végétales et animales et un chocolat analeptique conviennent également.

Plus tard et graduellement on accordera la chair des jeunes animaux, bouillie d'abord, puis rôtie, ensuite celle des animaux adultes, les poissons légers, les purées, les confitures, l'eau rougie pendant les repas et un peu de vin généreux à mesure que les symptômes d'excitation ont disparu.

J'ai vu survenir chez beaucoup de convalescents une œdématie des extrémités inférieures; quelques-uns, sans consulter le médecin, se posaient des vésicatoires au gras des jambes; l'infiltration séreuse, produit de la débilité, prenait un accroissement considérable; les plaies étaient longues à se cicatriser, et il ne restait au patient que le repentir d'avoir appliqué un vésicant qui avait produit un effet inverse à celui qu'il croyait en retirer.

Ces œdématies disparaissent ordinairement par un exercice modéré et à mesure que les forces reviennent; il est pourtant quelquefois nécessaire de faire des frictions séches avec de la flanelle que l'on peut dans certains cas imbiber d'un liniment excitant.

La rate si fréquemment malade dans la fiévre typhoïde reste assez souvent engorgée après la disparition des autres symptômes; je me suis toujours bien trouvé de l'emploi d'un emplâtre de *vigo cum mercurio.*

Joindre à tous ces moyens la continence, la modération dans les passions, le calme de l'âme, le changement de lieu si celui dans lequel on habite est vicié, tels sont en résumé les préceptes que nous indiquons en terminant un travail déjà trop long pour nos forces, et qui pour être bien traité aurait demandé une plume plus exercée.

FIN.

TABLE DES MATIÈRES.

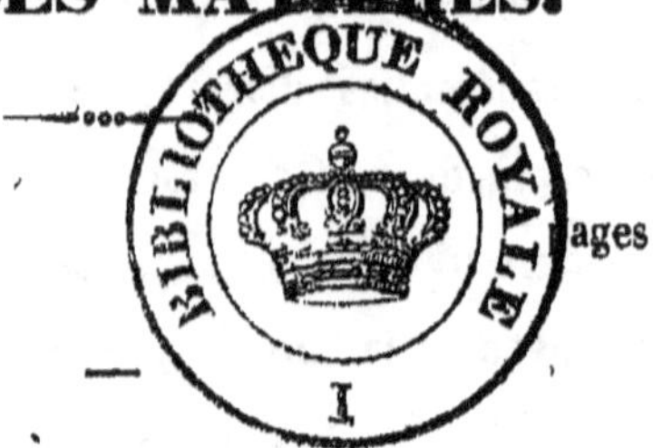

CHAPITRE PREMIER.

CHAPITRE II.

De la fièvre typhoïde bénigne, compliquée.

CHAPITRE III.

De la fièvre typhoïde grave , simple.

CHAPITRE IV.

De la fièvre typhoïde grave, compliquée.

CHAPITRE V.

CHAPITRE VI.

CHAPITRE VII.

CHAPITRE VIII.

CHAPITRE IX.

CHAPITRE X.

OBSERVATIONS DE M. CHAUFFARD.

CHAPITRE XI.

FIN DE LA TABLE.

9 782019 670870